神经内科疑难罕见病例精选

——2021苏州大学附属第二医院神经内科病例

主编　刘春风　曹勇军

U0395651

苏州大学出版社

图书在版编目(CIP)数据

神经内科疑难罕见病例精选：2021 苏州大学附属第
二医院神经内科病例／刘春风，曹勇军主编. —苏州：
苏州大学出版社，2022.9
ISBN 978-7-5672-4059-9

Ⅰ.①神… Ⅱ.①刘… ②曹… Ⅲ.①神经系统疾病
-疑难病-病案-分析 Ⅳ.①R741

中国版本图书馆 CIP 数据核字(2022)第 165295 号

Shenjing Neike Yi'nan Hanjian Bingli Jingxuan
——2021 Suzhou Daxue Fushu Di-er Yiyuan Shenjing Neike Bingli

| 书　　名：神经内科疑难罕见病例精选 |
| ——2021 苏州大学附属第二医院神经内科病例 |

主　　编：刘春风　曹勇军
责任编辑：吴　钰
助理编辑：何　睿

出版发行：苏州大学出版社(Soochow University Press)
出 版 人：盛惠良
社　　址：苏州市十梓街 1 号　邮编：215006
印　　装：广东虎彩云印刷有限公司
网　　址：www. sudapress. com
邮　　箱：sdcbs@ suda. edu. cn
邮购热线：0512-67480030

开　　本：700 mm×1 000 mm　1/16　印张：8.5　字数：144 千
版　　次：2022 年 9 月第 1 版
印　　次：2022 年 9 月第 1 次印刷
书　　号：ISBN 978-7-5672-4059-9
定　　价：68.00 元

凡购本社图书发现印装错误，请与本社联系调换。
服务热线：0512-67481020

编写人员名单

主　　编　刘春风　曹勇军

副 主 编　毛成洁　李　洁　肖国栋

　　　　　　陈　静　罗蔚锋　胡伟东

编写秘书　庄　圣

编写人员　（按姓氏笔画排序）

王辰涛	尤寿江	毛成洁	石际俊	庄　圣
刘春风	李　向	李　凯	李　洁	李　娇
肖国栋	时　代	汪东兴	张　霞	张金茹
张艳林	陈　静	罗蔚锋	金　宏	周旭平
胡伟东	顾晗滢	徐加平	徐晓东	郭成伟
郭志良	黄志超	曹勇军	曹钰兰	葛逸伦
程筱雨	熊康平	戴永萍		

（以上编写人员单位均为苏州大学附属第二医院）

前言

　　神经系统疾病的表现复杂而多样,而疑难罕见病的诊治更是对神经内科医师临床诊疗思维深度与广度的考验。尽管现代医学发展迅速,但基于患者临床症状和体征的诊疗思维在神经科中仍然是不可动摇的核心,这一点在疑难罕见病例中体现得尤为明显。诊断的水落石出,有时候需要全面整合信息、抽丝剥茧,有时候需要找寻蛛丝马迹,从关键突破口一招制敌。这一过程看似曲折,但可以极大地拓宽临床视野、锻炼临床思维、丰富知识体系,让临床医生面对疑难时不再畏难,同时进一步提高临床医生对神经科的兴趣和热情,而这也是编写本书的初衷。

　　2012 年起,依托苏州市医学会神经病学分会的平台,我们组织开展了苏州市神经内科疑难罕见病例的征集活动。随着科室规模的扩大和亚专科的发展,科室也开始进行类似的活动,现在每周的疑难罕见病例讨论无疑提高了广大医生的临床诊治能力。2021 年,我们举办了科室疑难罕见病例汇报大赛,借此机会,我们计划将比赛中众多典型的病例重新整理,以飨读者。通过层层遴选,我们最终确定将其中 16 例疑难罕见病例纳入本书,病种涵盖神经内科多个亚专业方向,包括脑血管病、运动障碍病、癫痫及发作性疾病、神经肌肉病、神经感染及免疫性疾病、神经遗传性疾病等。在编写过程中,我们重点着眼于疑难罕见病例的分析思辨过程,由浅入深,由点到面,体现规范合理的思维过程。同时结合国内外最新文献,基于病例个体对诊治中的重点和要点进行分析和综述。

　　尽管我们对本书中的病例经过了认真梳理,力求最大程度地向读者完整地展示每一则病例背后的诊治故事，但由于神经系统疾病诊疗的复杂性、编者知识水平的局限性和理解角度的差异性，书中难免存在一些缺陷。我们恳切希望广大读者提出宝贵意见和建议，让我们对于神经系统疑难罕见病的诊治更上一层楼。

最后，衷心感谢为本书编写做出巨大贡献和支持的科室同道、研究生和苏州大学出版社的编辑们，再次向你们表示诚挚的谢意！

刘春风　曹勇军

2022 年 8 月 25 日

于苏州大学附属第二医院

目 录

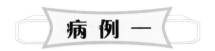

非典型 Cogan 综合征

Cogan 综合征（Cogan syndrome）是一种以眼部炎症、前庭-听觉功能障碍和系统性血管炎为表现的罕见自身免疫性疾病。Cogan 综合征临床症状多样，患者多因此辗转于不同科室，其中部分患者可因头痛、眩晕、共济失调等首发症状就诊于神经内科。现报道一例非典型 Cogan 综合征患者，以期提高临床医生对本病的认识。

临床资料

一、一般资料

患者女性，65 岁，因"头晕乏力 20 天，听力下降伴行走不稳 10 天"于 2021 年 5 月 20 日就诊于神经内科。患者入院 20 天前无明显诱因出现持续性头晕，体位变化时加重，伴双耳耳鸣，肢体乏力，偶有下肢肌肉酸痛，伴低热，热峰 37.6 ℃。入院 10 天前，患者突发双耳听力下降，伴持续性眩晕，无法独立行走。患者入院 2 个月前因双眼发红、疼痛伴视物模糊就诊于外院眼科，诊断为双眼虹膜睫状体炎、浅层巩膜炎，治疗后症状好转。既往史无特殊。

入院查体：体温 37.2 ℃，神志清楚，双瞳直径 2.5 mm，对光反射灵敏，眼球运动到位，未及眼震，右耳 Rinne 试验气导 > 骨导，左耳无法配合，伸舌居中，口腔黏膜未见溃疡，四肢肌力 Ⅴ 级，双侧深浅感觉对称，双侧指鼻、跟膝胫试验完成好。宽基底步态，Romberg 试验睁闭目均不稳，双侧病理征（-）。双下肢皮肤见多发紫癜样皮疹，压之无褪色，无瘙痒及脱屑。

二、辅助检查

患者入院后完善检查。血常规:白细胞 11.1×10^9/L,淋巴细胞占比 0.297、中性粒细胞占比 0.625,红细胞沉降率 72 mm/h(正常范围 0~20 mm/h),C 反应蛋白49.6 mg/L(正常范围 0~10 mg/L)。凝血:纤维蛋白原6.560 g/L(正常范围 2.0~4.0 g/L)。自身抗体初筛:抗核抗体(+),主要核型染色形态为胞浆型,滴度 1:100。体液免疫:IgA 4.84 g/L(正常范围 0.82~4.53 g/L)、补体 C4 0.627 g/L(正常范围 0.16~0.38 g/L)。皮肤针刺试验(−)。抗中性粒细胞胞浆抗体、类风湿因子、抗"O"试验、抗瓜氨酸抗体、HLA-B27、IgG4、Coombs 试验、Ham 试验、T-SPOT、肝肾功能、凝血功能、甲状腺功能、降钙素原、肿瘤标志物、维生素 B_{12}、叶酸、糖化血红蛋白、输血前检查(乙肝五项、梅毒螺旋体、HIV)均未见异常。腰椎穿刺脑脊液常规、生化、墨汁染色未见异常,血清及脑脊液抗 AQP-4 抗体、抗 MOG 抗体、抗 GFAP 抗体及寡克隆带均为阴性。头颅 MRI T1 增强序列示双耳耳蜗强化(图 1-1A),颅内脑实质未见明显异常。全身浅表淋巴结超声见左侧颈部 I 区及 IV 区淋巴结肿大。颞动脉及腹主动脉超声、颈部血管超声、胸腹部 CT 平扫、心脏超声未见异常。电测听提示双耳重度全频感音性耳聋(图 1-1B)。入院后第 2 天,患者再次出现眼部疼痛、发红,伴视物模糊,会诊后查体:双眼视力 0.4,右眼眼压 9.7 mmHg(1 mmHg = 0.133 kPa),左眼眼压 13.0 mmHg,球结膜混合性充血(图 1-2A),角膜尚透明,角膜后沉着物(++),前房 Tyndall 征(+),左眼瞳孔部分后粘连,符合慢性虹膜睫状体炎表现,光学相干断层扫描可见双眼黄斑水肿(图 1-2B、C)。

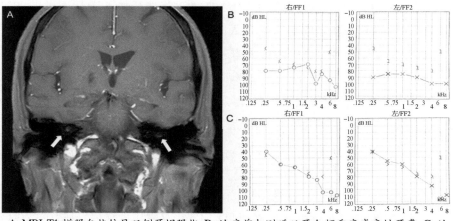

A:MRI T1 增强矢状位见双侧耳蜗强化;B:治疗前电测听双耳全频重度感音性耳聋;C:治疗后复查电测听见双耳听力较前改善,以低频听力恢复为主,中高频受损听力恢复不明显。

图 1-1 患者头颅 MRI 及电测听检查结果

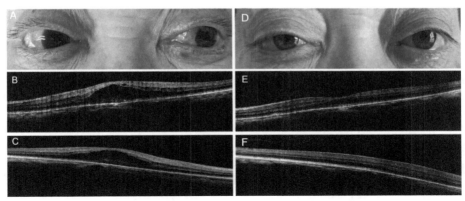

A:治疗前双眼球结膜充血水肿;B:光学相干断层扫描示左眼视网膜黄斑水肿;C:光学相干断层扫描示右眼视网膜黄斑水肿;D:治疗后患者疼痛及充血水肿改善;E:复查光学相干断层扫描左眼黄斑水肿消失;F:复查光学相干断层扫描示右眼黄斑水肿消失。

图 1-2　患者治疗前后眼部检查对比

三、诊断

患者 2 个月内反复出现双眼炎症,即虹膜睫状体炎、巩膜炎、结膜炎,但无角膜炎性受累。同时出现突发的双侧感音性耳聋伴眩晕、前庭性共济失调,伴有肌痛、低热、皮疹等系统性症状,辅助检查红细胞沉降率及 C 反应蛋白升高,考虑诊断为非典型 Cogan 综合征。

四、治疗

患者存在眼部及前庭系统受累,症状较重,治疗上予妥布霉素地塞米松滴眼液局部用药、地塞米松 10 mg qd 静脉滴注 7 天,后改为泼尼松 50 mg qd 口服。因患者存在突发性耳聋,入院纤维蛋白原偏高,同时予巴曲酶注射液 5 BU(首剂量 10 BU,此后隔日 5 BU)、银杏二萜内酯 25 mg qd 静脉滴注改善循环治疗。

五、治疗结果、随访及转归

治疗 10 天后,患者眩晕症状改善,可独立行走,皮疹消退,复查 C 反应蛋白 4.8 mg/L,红细胞沉降率 1.4 mm/h,双眼视力 0.6,结膜充血消失(图 1-2D),视网膜黄斑水肿改善(图 1-2E、F),电测听提示双耳听力均较前恢复,以低频听力改善为主(图 1-1C)。

讨 论

    Cogan 综合征是一种主要累及眼和前庭-听觉系统的罕见自身免疫性疾病,1945 年由 Cogan 等首次描述并命名,我国最早由尹长波等于 1994 年报道,目前国内报道较少。Cogan 综合征多见于高加索人群,中位发病年龄 25 岁,无显著性别差异。本例患者年龄较大,晚发 Cogan 综合征患者也有相关报道。本病病因尚不明确,可能与表达于内耳感觉上皮细胞的连接蛋白 26(connexin 26)所产生的自身抗体相关。此外,90% 以上的典型 Cogan 患者血清中可检测出抗热休克蛋白 70(anti-HSP70)抗体,但该抗体能否作为诊断标志物仍待商榷。上述自身抗体可与角膜上皮存在交叉免疫反应,进而导致眼部炎性症状。

    根据 Cogan 提出的临床诊断标准,典型患者表现为非梅毒性角膜基质炎及前庭-听觉障碍,且二者间隔小于 2 年。患者眼部临床表现为疼痛、红肿、畏光或视物模糊。然而,随着后续研究的深入,许多 Cogan 综合征患者可出现非角膜基质炎的眼部异常,包括虹膜睫状体炎、巩膜炎、结膜炎、白内障和青光眼等,此类患者可称作非典型 Cogan 综合征。本例患者虽以前庭-听觉症状就诊,但病程中反复出现的双眼发红、疼痛、视物模糊引起了我们的关注。眼科检查证实双眼虹膜睫状体炎和结膜炎,但未见角膜受累,符合非典型 Cogan 综合征诊断。另外,本例患者光学相干断层扫描发现双眼视网膜黄斑水肿,治疗后明显好转。回顾既往文献报道,本病累及视网膜者较罕见,该病例再次拓宽了本病眼部表现的症状谱。

    Cogan 综合征患者前庭-听觉系统受累症状通常在眼部症状出现数周内出现,可同时发生。前庭症状类似梅尼埃病或良性阵发性位置性眩晕,伴恶心、呕吐,严重者可出现前庭性共济失调。听觉系统受累最常见的表现为双耳突发感音性耳聋,以中高频听力受损为主,严重患者可出现全频听力丧失。上述症状可反复发作加重,导致失聪。本例患者以耳鸣症状首发,后出现双耳重度全频突聋及共济失调,治疗后低频听力有所改善,但中高频听力仍受累明显,符合既往 Cogan 综合征的电测听检查特点。另外,Fugate 等曾报道 Cogan 综合征患者 MRI 增强可出现双耳耳蜗强化,在本例患者也有相同发现,尽管目前这一影像学征象的特异性尚不明确,但或可提示 Cogan 综合征患者存在内耳血管屏障功能受损。

　　约 20% 的 Cogan 综合征患者可合并系统性血管炎,主要累及大动脉或心脏,出现主动脉炎、主动脉瓣关闭不全等,也可累及中小血管。本例患者血管超声、心脏超声及胸腹部 CT 均未见明显大血管炎性受累证据,但随治疗好转的双下肢皮疹提示可能存在皮肤小血管炎。此外,Cogan 综合征其他非特异性症状包括发热、头痛、关节肌肉疼痛、淋巴结肿大、腹痛等,也被认为与系统性血管炎及自身免疫介导的炎症反应相关。回顾病史,本例患者病程中曾出现低热、肌肉疼痛,辅助检查提示 C 反应蛋白及红细胞沉降率升高、抗核抗体阳性、颈部淋巴结肿大,但进一步检查无明确特异性自身抗体或提示某种自身免疫病的证据,暗示本例患者也存在系统性炎性受累表现。

　　在临床实践中,当视觉障碍、听力受损及中枢神经系统受累三者同时出现时,需要考虑自身免疫相关性疾病,Triplett 等将这组疾病谱称为"脑-眼-耳综合征(brain-eye-ear syndrome, BEE syndrome)",主要病因鉴别包括 Cogan 综合征,Susac 综合征,Vogt-小柳原田综合征,中枢神经系统脱髓鞘疾病如多发性硬化、视神经脊髓炎谱系病,以及其他风湿免疫性疾病如干燥综合征、系统性红斑狼疮、白塞病、复发性多软骨炎或结节病。本例患者无头痛、认知障碍等其他脑病症状,眼底检查未见视网膜分支动脉栓塞,MRI 无典型胼胝体受累征象,脑脊液未见蛋白升高,故不考虑 Susac 综合征。另外,Susac 综合征患者双耳感音性耳聋以低中频受累为主,与本例患者不符。本患者以虹膜睫状体,即前葡萄膜受累为主,未见全葡萄膜受累及明显浆液性视网膜脱离,无白癜风、脱发等皮肤改变,头颅 MRI 无脑膜受累,故不考虑 Vogt-小柳原田综合征。患者血清及脑脊液脱髓鞘相关抗体及寡克隆带为阴性,颅内无脱髓鞘病灶,中枢神经系统脱髓鞘疾病可予排除。本例患者虽有抗核抗体阳性,但无特异性自身抗体及其他风湿免疫疾病临床表现,如口腔溃疡、关节肿胀、耳廓红肿及鼻部塌陷、口干眼干等,辅助检查如针刺试验、胸部 CT 等未见异常,可排除上述自身免疫性疾病,因此最终诊断为非典型 Cogan 综合征。

　　目前本病一线治疗方案为糖皮质激素,由于 44% 的未治疗 Cogan 综合征患者可在 3 周内进展为全聋,最终须行耳蜗植入,因此一旦诊断为 Cogan 综合征,应依据严重程度尽早干预,以免延误病情。轻度眼部症状可局部应用地塞米松滴眼液及扩瞳药。当出现前庭-听觉症状、严重眼部受累或系统性血管炎表现时,需要考虑全身用药。常用泼尼松 $1 \sim 1.5$ mg/(kg · d) 口服,约 2 周后起效,缓慢减量并续用2~6个月。病情严重或治疗无效的患者可加用免疫抑制剂,如硫唑嘌呤、环磷酰胺、甲氨蝶呤或TNF-α抑制剂等。本例患者就诊时突聋发生虽然已近10天,但通过联合局部及全身用药,主观及客观症状均得到一定程度改善,提示早期识别和积极干预对于阻止本病进展尤为重要。

总　结

对于临床中同时出现眼、耳和/或中枢神经系统受累的患者,应警惕包括Cogan综合征在内的其他脑-眼-耳综合征相关疾病,及时干预,改善患者预后。此外,详尽细致的病史采集也是临床诊断的重要基石。

(庄圣　汪东兴　毛成洁)

【参考文献】

[1] COGAN D G. Syndrome of nonsyphilitic interstitial keratitis and vestibuloauditory symptoms [J]. Arch Ophthalmol, 1945, 33(2).

[2] 尹长波, 张士瑞. Cogan I综合征一例[J]. 中华眼科杂志, 1994, 30(6): 458.

[3] 沈晓雯, 刘楚, 冀延民, 等. 以腰骶部疼痛为突出表现的Cogan综合征一例[J]. 中华风湿病学杂志, 2017, 21(9): 632 - 633.

[4] 詹钟平, 梁柳琴, 邱茜, 等. Cogan综合征5例及文献复习[J]. 南方医科大学学报, 2008, 28(9): 1736 - 1737.

[5] 龙武彬, 周彬, 吴晓丹, 等. Cogan综合征六例[J]. 中华风湿病学杂志, 2004, 8(11): 702 - 703.

[6] GLUTH M B, BARATZ K H, MATTESON E L, et al. Cogan syndrome: a retrospective review of 60 patients throughout a half century[J]. Mayo Clin Proc, 2006, 81(4): 483 - 488.

[7] LUNARDI C, BASON C, LEANDRI M, et al. Autoantibodies to inner ear and endothelial antigens in Cogan's syndrome[J]. Lancet, 2002, 360(9337): 915 - 921.

[8] BONAGURI C, ORSONI J, RUSSO A, et al. Cogan's syndrome: anti-HSP70 antibodies are a serological marker in the typical form[J]. Isr Med Assoc J, 2014, 16(5): 285 - 288.

［9］ COGAN D G, KUWABARA T. Late corneal opacities in the syndrome of interstitial keratitis and vestibulo-auditory symptoms［J］. Acta Ophthalmol Suppl, 1989,192(S192):182 – 187.

［10］ KESSEL A, VADASZ Z, TOUBI E. Cogan syndrome—pathogenesis, clinical variants and treatment approaches［J］. Autoimmun Rev, 2014,13(4 – 5):351 – 354.

［11］ LEE S U, KIM J S, HYOU J Y, et al. Pearls & Oy-sters: Cogan syndrome: a potentially grave disorder of audiovestibulopathy with many faces［J］. Neurology, 2019,93(1):39 – 41.

［12］ FUGATE J E, SMITH J H, CLAASSEN D O. Bilateral cochlear enhancement in Cogan syndrome［J］. Neurology, 2009,73(1):75.

［13］ DURTETTE C, HACHULLA E, RESCHE-RIGON M, et al. Cogan syndrome: characteristics, outcome and treatment in a French nationwide retrospective study and literature review［J］. Autoimmun Rev, 2017,16(12):1219 – 1223.

［14］ TRIPLETT J D, BUZZARD K A, LUBOMSKI M, et al. Immune-mediated conditions affecting the brain, eye and ear (BEE syndromes) ［J］. J Neurol Neurosurg Psychiatry, 2019,90(8):882 – 894.

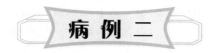

早期以呼吸衰竭为突出表现的 MuSK 抗体阳性重症肌无力

重症肌无力(myasthenia gravis,MG)是一种以神经肌肉接头传递功能障碍导致骨骼肌收缩无力为特征的获得性自身免疫性疾病。随着血清抗体检测技术的进步,除乙酰胆碱受体(AchR)抗体是最常见的致病抗体外,肌肉特异性酪氨酸激酶抗体(MuSK 抗体)也被发现可以抑制聚集蛋白介导的突触后膜 AchR 的聚集从而致病。MuSK-MG 通常急性起病,中轴肌受累多见,也有以眼肌受累起病者。症状可在几周内迅速进展,出现早期的呼吸危象,导致全身肌肉无力及肌肉萎缩,现报道一例早期以呼吸衰竭为突出表现的 MuSK-MG,以增强临床医生对于早期诊断和治疗的重要性的认识。

临床资料

一、一般资料

患者女性,55 岁,慢性病程,因"胸闷 6 年余,二氧化碳分压升高半年余"于 2021 年 7 月 6 日就诊于神经内科。患者于 2015 年无明显诱因出现胸闷,夜间明显,未影响日常工作。2018 年 9 月,患者胸闷加重,无气喘,伴双下肢发软,尤以行走及蹲下后起身时明显,同时感腰部疼痛,挺不直腰,当时未重视。2019 年 6 月,患者双下肢无力加重,同时出现右上肢无力,提物费力,休息后上述症状可稍缓解,于当地医院查头颅及颈胸腰椎 MRI 示 C3/4—C6/7 及 L3/4—L5/S1 椎间盘突出,遂于全麻下行 L3-S1 经椎间孔入路腰椎体融合 + 腰椎椎板切除减压 + 腰椎间盘切除术 + 椎弓根钉内固定术,术后上述症状未见明显改善,并出现吞咽困难,饮水呛咳。2020 年 6 月,患者感胸闷明显,伴气喘,食纳不佳,体重近 2 月下降 12.5 kg,肺功能检查示轻度限制性通气功能障碍,外院予谷维素口服治疗,症状仍未见明显好转。2020 年 12 月,患者出现嗜睡伴全身浮肿,血气分析示二氧化碳分压升高,诊断为"Ⅱ型呼吸衰竭、肺性脑病",予气管插管呼吸机辅助通气治疗,经对症治疗后拔除插管,出院后间断予无创呼吸机治疗。入院时患者尚可行走,梳头稍困难,勉强能爬楼,小便及大便难以控制。既往史和个人史无特殊,否认家族遗传病史。

入院查体:神志清,言语清晰,对答切题,定向、记忆、计算力正常,颈软,面部肌力 5,屈颈 5,上肢平举左侧肌力 5、右侧肌力 3$^+$,屈肘左侧肌力 5$^-$、右侧肌力 4$^+$,伸肘左侧肌力 5、右侧肌力 5$^-$、上肢远端 5,屈髋左侧肌力 5$^-$、右侧肌力 4,伸髋 5,大腿内收、外展 5,伸膝 5,双侧屈膝 5$^-$,下肢远端 5,四肢腱反射(+),双侧巴宾斯基征阳性,深浅感觉及共济运动正常,四肢肌张力正常。

二、辅助检查

2021 年 1 月,患者完善自身抗体、体液免疫检查,抗中性粒细胞胞浆抗体、红细胞沉降率、抗"O"试验、抗核抗体谱、肌炎抗体谱、免疫固定电泳均阴性。天门冬氨酸氨基转移酶、谷丙转氨酶、γ-谷氨酰转肽酶、肌酸激酶、肌酸激酶同工酶、乳酸、肿瘤指标均无明显异常。甲状腺功能:抗甲状腺球蛋白抗体 156.2 IU/mL(正常值 < 4.00 IU/mL)、甲状腺过氧化物酶抗体 43 IU/mL(正常值 < 9.0 IU/mL)、甲状腺球蛋白 0.4 ng/mL(正常值 1.4 ~ 78.0 ng/mL)。全外显子基因检测示阴性。胸部 CT 未见明显异常。肌电图:右侧三角肌、右侧胫前肌呈肌源性损害表现,右侧正中神经损害。肺功能:FVC 53%,限制性通气障碍,小气道功能减退(中度),轻度弥散功能障碍。外周血干血滤纸片:酸性 α-葡萄糖苷酶活性正常。大腿及小腿肌肉 MRI:未见明显异常(图 2-1)。

2021 年 6 月,患者完善神经电生理检查,部分被检肌见少量纤颤正尖波;轻收缩部分肌见运动单位电位(motor unit potential,MUP)偏窄或偏窄小伴多相电位增多,部分肌见早募集。运动传导:右侧腓总神经运动传导复合肌肉动作电位(compound muscle action potential,CMAP)波幅降低,右侧正中神经感觉传导速度略减慢;其余被检运动和感觉神经传导速度和波幅均在正常范围。运动神经 F 波潜伏期在正常范围。重复神经电刺激:低频刺激右侧三角肌 CMAP 衰减略超过正常范围。提示:① 肌源性损害肌电改变,个别肌肉伴轻度神经肌肉接头功能障碍；② 右侧正中神经腕部轻度损害考虑（表2-1、表2-2）。右侧肱二头肌肌肉活检未见明显异常（图2-2）。外送血清重症肌无力抗体检测提示抗 MuSK 抗体 IgG（++），滴度1∶40。

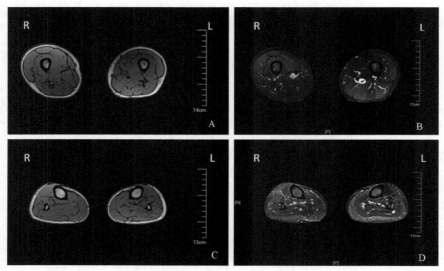

A∶T1 加权成像（大腿）；B∶T2 脂肪抑制像（STIR）（大腿）；C∶T1 加权成像（小腿）；D∶T2 脂肪抑制像（STIR）（小腿）。

图 2-1 患者大腿肌肉及小腿肌肉 MRI 成像

表 2-1 患者周围神经电生理检查结果

肌肉名称	插入电位	自发电位			运动单位电位波幅/时限	募集
		纤颤波	正锐波	多相波		
右侧胫前肌	－	－	－	－	正常	正常
右侧腓肠肌内侧头	－	－	－	－	正常	正常
右侧股内侧肌	－	－	－	－	正常	正常
右侧髂腰肌	－	－	－	－	正常	正常
右侧第一背侧骨间肌	－	－	－	－	正常	正常
右侧桡侧腕屈肌	插入电位	－	－	1＋	缩窄	正常
右侧肱二头肌	－	－	－	－	缩窄	正常
右侧三角肌	－	1＋	1＋	1＋	缩窄	正常
右侧冈下肌	－	－	1＋	1＋	缩窄	正常
右侧 C6 椎旁肌	－	1＋	1＋	1＋	缩窄	正常
右侧斜方肌	－	－	－	－	正常	正常
右侧腹直肌	－	－	－	1＋	缩窄	正常
左侧三角肌	－	－	－	1＋	正常	正常

表 2-2 患者重复神经电刺激结果（右侧腋神经 3 Hz）

事件	振幅衰减	面积衰减
1	0%	0%
2	7%	13%
3	7%	17%
4	10%	18%
5	11%	19%
6	4%	15%
7	4%	15%
8	5%	13%
9	5%	14%
10	9%	13%

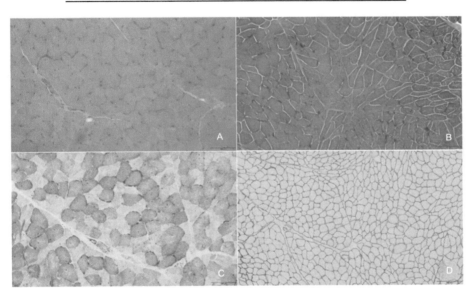

A（HE 染色 ×40）：肌纤维轻度大小不等，形态尚规则。未见明显坏死、新生肌纤维。未见单个核细胞浸润。未见核内移增多及内膜纤维结缔组织明显增生。B（改良格莫瑞三色染色 ×40）：未见破碎红纤维、镶边空泡及杆状体。C（改良还原型辅酶 I 四唑蓝还原酶染色 ×40）：肌原纤维网格正常。D（R-Dystrophin 免疫组化 ×40）：阳性。

图 2-2 右侧肱二头肌病理改变

三、诊断与鉴别诊断

患者呈慢性病程，病情逐渐进展，急性加重，波动性肌无力症状不明显，电生理提示肌源性损害肌电改变,个别肌肉伴轻度神经肌肉接头功能障碍,血清学检测示抗 MuSK 抗体阳性,诊断为 MuSK-MG。

该患者主要表现为早期呼吸衰竭,四肢近端肌及中轴肌无力。根据该患者的疾病特点,主要须与以下疾病鉴别。

(1)糖原累积病Ⅱ型:是一种酸性 α-葡萄糖苷酶缺乏所致的常染色体隐性遗传疾病。成年型以缓慢进展的四肢近端肌肉无力为主,腰肌无力可以是最早的表现,同时呼吸肌无力十分常见,严重时需要呼吸机辅助通气。本病可见血清肌酸激酶水平升高,肌肉活检肌纤维内糖原沉积,外周血白细胞或干血滤纸片 α-葡萄糖苷酶活性缺乏或显著降低。本例患者表现为胸闷,早期呼吸衰竭,伴四肢近端肌肉无力及腰背肌无力,肌酸激酶未见升高,肌肉活检未见糖原沉积,外周血干血滤纸片酸性 α-葡萄糖苷酶活性正常,全外显子基因检测未见异常,故不支持该诊断。

(2)多发性肌炎及皮肌炎:是一组获得性自身免疫性疾病,呈急性或亚急性起病,主要表现为进展性四肢近端及骨盆带肌无力伴压痛,血清肌酸激酶升高,肌电图呈肌源性损害及骨骼肌炎性细胞浸润,其中可见皮肤损害。本例患者表现为进行性四肢近端肌肉无力,全身无散在皮疹,无明显肌肉酸痛,肌酸激酶检测未见升高,肌炎抗体未见异常,肌肉活检未见炎性改变,故不支持多发性肌炎及皮肌炎的诊断。

(3)运动神经元病:常常中年以后隐匿起病,慢性进行性加重,表现为上、下运动神经元损害所致肌无力、肌萎缩、肌束震颤、延髓麻痹及锥体束征的不同组合,无感觉障碍,肌电图呈神经源性损害,脑脊液正常,影像学无异常。本例患者吞咽困难,饮水呛咳,四肢近端肌肉无力,无感觉异常,合并双侧巴宾斯基征阳性,但患者无明显肌萎缩、肌束颤动,电生理结果未见神经源性损害,肌肉活检未见神经源性肌萎缩改变,故不支持运动神经元病。

四、治疗

患者分别于 2021 年 7 月 8 日、7 月 10 日及 7 月 12 日行血浆置换治疗,治疗后测抗 MuSK 抗体为 0.717 nmol/L。予溴吡斯的明 60 mg tid、醋酸泼尼松龙 30 mg qd 治疗,醋酸泼尼松龙逐渐加量至 50 mg qd,症状较前明显改善。2021 年 9 月 10 日及 9 月 11 日分别予利妥昔单抗 100 mg 及 500 mg 静滴治疗。再次查体:心、肺、腹未见异常。神经科查体:神志清,言语清晰,对答切题,定向、记忆、计算力正常,颈软,面部肌力 5,屈颈 5,上肢平举左侧肌力 5、右侧肌力 5⁻,屈肘 5,伸肘 5,屈髋左侧肌力 5、右侧肌力 5⁻,伸髋 5,大腿内收、外展 5,伸膝 5,屈膝 5,远端 5,掌颌反射阴性,四肢深浅感觉对称存在,四肢腱反射(+),四肢肌张力正常,双侧巴宾斯基征阳性。复查抗 MuSK 抗体 0.414 nmol/L。

五、治疗结果、随访及转归

患者经利妥昔单抗治疗后,胸闷及肢体肌力较前好转,后期尚需继续利妥昔单抗治疗 2 年。

讨 论

MuSK-MG 自 2001 年开始逐渐被人们认识。与普通 MG 不同,其病情进展迅速,症状波动不明显,往往缺乏眼部症状,且电生理检测结果常常为阴性,此外乙酰胆碱酯酶抑制剂效果不佳。

研究表明,MuSK-MG 中女性患者占 70%~80%,症状出现的年龄通常在 40 岁左右。抗 MuSK 抗体主要累及延髓、颈部和呼吸肌,通常急性起病、快速进展、有早期呼吸危象,且与 AchR 抗体阳性 MG 患者相比,MuSK 抗体阳性患者更常出现舌部肌病、肌肉萎缩和肌细胞内脂质沉积等表现。本例患者诊断颇具挑战性,其进展缓慢,症状不典型,病程长达 6 年之久,主要表现为呼吸肌无力,延髓肌无力症状不明显,稍有吞咽困难,饮水呛咳,无明显舌肌萎缩,同时该患者缺乏眼部肌肉症状,无复视表现,因此容易误诊。患者存在中轴肌无力,但未见明显颈部伸肌无力,主要表现为腰部肌肉无力,误诊为腰椎间盘突出所致,因而行手术治疗,但手术后患者症状无明显改善。患者逐渐感到吞咽困难,饮水呛咳,直至发生呼吸衰竭才考虑合并器质性疾病。

文献报道 MuSK-MG 通常无胸腺改变。目前认为重复神经刺激试验在 MuSK-MG 患者中敏感性较低,尤其是在检测远端肌肉上,但其在检测颅神经支配的肌肉时可提高诊断率。而单纤维肌电图颤抖分析显示敏感性较高,尤其是面部肌肉。此外,肌无力患者血清自身抗体的检测有助于提高诊断率。本例患者胸部 CT 未见胸腺瘤,患者四肢肌重复神经电刺激 CMAP 衰减不明显,略超过正常范围,但波动性肌无力表现不明显,遂予完善重症肌无力血清抗体检测,提示 MuSK 抗体阳性,因而最终定位在神经肌肉接头,定性为 MuSK 抗体阳性重症肌无力。

有文献报道,在 MuSK-MG 患者中可以检测到肌病性肌电图变化,但并不是总伴随肌病组织病理学改变。其中线粒体异常改变在 MuSK-MG 中突出。同时,Rostedt Punga 等人分析 10 名 MuSK(+)和 40 名 AChR(+)患者的三角肌,从具有组织学线粒体异常的肌肉标本中,发现 mtDNA 缺失及线粒体受累的迹象,例如 COX 阴性纤维。MuSK-MG 的诊断一般不选择病理活检,但诊疗过程中,患者多次肌电图检查提示存在肌源性损害表现,故采取肌肉活检以明确及鉴别是否为肌源性疾病。患者以四肢近端肌肉无力为主,下肢肌电图及 MRI 未见明显异常,故选取上肢肌肉。患者慢性病程,主诉右上肢无力,查体以双上肢平举及屈肘无力明显,结合近端型肌病活检上肢往往选取肱二头肌,且本例患者右侧肱二头肌肌电图可见 MUP 波幅/时限异常改变,考虑为中度受累的肌肉,因此避开针极部位行肌肉活检。本例 MuSK-MG 患者肌电图呈肌源性损害,但肌肉活检未发现病理改变,与文献报道相近,考虑可能是假性肌源性损害(其可能原因是神经肌肉接头功能障碍引起肌纤维所产生的终板电位异常,导致这部分肌纤维不产生动作电位,出现短时限、低波幅 MUP 改变),同时亦可能与取材部位有关,因患者右侧三角肌可见纤颤波及正锐波,不排除三角肌活检合并病理改变。

MuSK-MG 常合并自身免疫性疾病,最常见的是甲状腺疾病。该患者甲状腺功能检查示抗甲状腺球蛋白抗体增高、甲状腺过氧化物酶抗体增高及甲状腺球蛋白降低,考虑合并桥本甲状腺炎,需要定期复查甲状腺功能并完善甲状腺彩超。

通常 MG 的治疗包括乙酰胆碱酯酶抑制剂(AChEI)、胸腺切除、皮质类固醇和免疫抑制/免疫调节药物,而对于 MuSK-MG,治疗的重点在于尽可能多地和尽快地减轻肌无力,尤其是对延髓或呼吸肌无力患者,以避免进展为呼吸衰竭。MuSK-MG 患者治疗的对症药物包括乙酰胆碱酯酶抑制,但乙酰胆碱酯酶抑制剂治疗效果有限,且常见的副作用是弥漫性肌束颤动、唾液分泌增加和胆碱能危象。此外,目前 3,4-二氨基吡啶(3,4-DAP)、麻黄碱和沙丁胺醇也有一定疗效。MuSK-MG 最有效的免疫疗法是皮质类固醇、血浆置换术和利妥昔单抗。因此,对于病情严重恶化的患者,通常建议使用高剂量泼尼松联合血浆置换,同时还应考虑静脉注射免疫球蛋白,且治疗后期应该慢慢减少药物用量到最小有效剂量。有研究认为,3 个月内对皮质类固醇反应良好可能预示 MuSK-MG 有良好预后。然而在部分 MuSK-MG 治疗无效的患者中,使用利妥昔单抗可达到很好的疗效。此外,抗原特异性免疫吸附疗法可以特异性去除血浆中的 MuSK 抗体。有文献报道,血浆置换可有效去除 MuSK 抗体并改善临床无力。且在初治患者当中,MuSK 抗体水平与疾病严重程度相符,免疫治疗可使抗体滴度下降。该患者接受血浆置换、激素及利妥昔单抗治疗后 MuSK 抗体滴度下降,且症状、体征均较前好转,提示效果良好。

针对本例特点,我们应提高对 MuSK-MG 的认识,对慢性病程、以呼吸肌无力为显著特点,而症状无明显波动的患者,应考虑进一步完善 MG 抗体的检测,以防止误诊漏诊。同时该患者进行了血浆置换、激素及利妥昔单抗治疗,第一次利妥昔单抗治疗效果良好,后期尚需继续利妥昔单抗治疗 2 年,仍需进一步随访评估,为 MuSK-MG 患者的治疗提供了方向。

总　结

MuSK 抗体阳性重症肌无力的临床表现常常没有乙酰胆碱受体抗体阳性重症肌无力典型,在肌电图检查时也常常表现出肌源性损害。临床上遇到此类患者时,应进一步完善血清学抗体检测。

（顾晗滢　曹钰兰　李娇　葛逸伦　戴永萍　李向　陈静　刘春风）

【**参考文献**】

[1] NIKOLIĆ A V, BAČIĆ G G, DAKOVIĆ M Ž, et al. Myopathy, muscle atrophy and tongue lipid composition in MuSK myasthenia gravis[J]. Acta Neurol Belg, 2015, 115(3): 361 - 365.

[2] KIM S W, SUNWOO M K, KIM S M, et al. Repetitive nerve stimulation in MuSK-antibody-positive myasthenia gravis[J]. J Clin Neurol, 2017, 13(3): 287 - 292.

[3] OH S J, HATANAKA Y, HEMMI S, et al. Repetitive nerve stimulation of facial muscles in MuSK antibody-positive myasthenia gravis[J]. Muscle Nerve, 2006, 33(4): 500 - 504.

[4] STICKLER D E, MASSEY J M, SANDERS D B. MuSK-antibody positive myasthenia gravis: clinical and electrodiagnostic patterns[J]. Clin Neurophysiol, 2005, 116

（9）：2065 – 2068.

［5］NIKOLIC A, BASTA I, STOJANOVIC V R, et al. Electrophysiological profile of the patients with MuSK positive myasthenia gravis［J］. Neurol Res, 2014, 36（11）：945 – 949.

［6］MANTEGAZZA R, CAVALCANTE P. Diagnosis and treatment of myasthenia gravis［J］. Curr Opin Rheumatol, 2019, 31（6）：623 – 633.

［7］NIKOLIC A, BASTA I, STOJANOVIC V R, et al. Myopathic changes detected by quantitative electromyography in patients with MuSK and AChR positive myasthenia gravis［J］. J Clin Neurosci, 2016, 27：126 – 129.

［8］MARTIGNAGO S, FANIN M, ALBERTINI E, et al. Muscle histopathology in myasthenia gravis with antibodies against MuSK and AChR［J］. Neuropathol Appl Neurobiol, 2009, 35（1）：103 – 110.

［9］ROSTEDT P A, AHLQVIST K, BARTOCCIONI E, et al. Neurophysiological and mitochondrial abnormalities in MuSK antibody seropositive myasthenia gravis compared to other immunological subtypes［J］. Clin Neurophysiol, 2006, 117（7）：1434 – 1443.

［10］AAEM Quality Assurance Committee, American Association of Electrodiagnostic Medicine. Literature review of the usefulness of repetitive nerve stimulation and single fiber EMG in the electrodiagnostic evaluation of patients with suspected myasthenia gravis or Lambert-Eaton myasthenic syndrome［J］. Muscle Nerve, 2001, 24（9）：1239 – 1247.

［11］MONGIOVI P C, ELSHEIKH B, LAWSON V H, et al. Neuromuscular junction disorders mimicking myopathy［J］. Muscle Nerve, 2014, 50（5）：854 – 856.

［12］EVOLI A, ALBOINI P E, DAMATO V, et al. Myasthenia gravis with antibodies to MuSK：an update［J］. Ann N Y Acad Sci, 2018, 1412（1）：82 – 89.

［13］HATANAKA Y, HEMMI S, MORGAN M B, et al. Nonresponsiveness to anticholinesterase agents in patients with MuSK-antibody-positive MG［J］. Neurology, 2005, 65（9）：1508 – 1509.

［14］MORREN J, LI Y. Myasthenia gravis with muscle-specific tyrosine kinase antibodies：a narrative review［J］. Muscle Nerve, 2018, 58（3）：344 – 358.

［15］GUNGOR-TUNCER O, YILMAZ V, TOKER A, et al. Prompt response to prednisone predicts benign course in MuSK-MG［J］. Eur Neurol, 2017, 78（3 – 4）：137 – 142.

［16］李婷, 杨丽. 利妥昔单抗在抗 MuSK 抗体阳性重症肌无力中的应用进展［J］. 中国现代神经疾病杂志, 2020, 20（1）：48 – 54.

［17］SKRIAPA L, ZISIMOPOULOU P, TRAKAS N, et al. Expression of extracellular domains of muscle specific kinase（MuSK）and use as immunoadsorbents for the development of an antigen-specific therapy［J］. J Neuroimmunol, 2014, 276（1 – 2）：150 – 158.

［18］ LAZARIDIS K，BALTATZIDOU V，TEKTONIDIS N，et al. Antigen-specific immunoadsorption of MuSK autoantibodies as a treatment of MuSK-induced experimental autoimmune myasthenia gravis［J］. J Neuroimmunol，2020，339：577136.

［19］ YEH J H，CHEN W H，CHIU H C，et al. MuSK antibody clearance during serial sessions of plasmapheresis for myasthenia gravis［J］. J Neurol Sci，2007，263(1－2)：191－193.

［20］ 谭颖，朱立，黄杨钰，等. 骨骼肌特异性酪氨酸激酶抗体滴度与重症肌无力疾病严重程度和预后的关联［J］. 中华医学杂志，2021，101(31)：2433－2437.

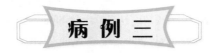

表现为颅内多发病变的甲硝唑脑病

甲硝唑是一种主要用于治疗厌氧菌感染的抗生素,长期过量使用可导致共济失调、认知减退、精神行为异常、癫痫等神经系统症状,称为甲硝唑脑病(metronidazole-induced encephalopathy, MIE),临床罕见。本病的影像学特征性表现为小脑齿状核受累,但表现为同时累及红核、下橄榄核、皮质下白质等颅内多发病变者国内尚无报道。现报道一例 MIE 患者,以期提高临床医生对本病临床症状及影像学特点的认识。

临床资料

一、一般资料

患者女性,60 岁,初中文化,因"行走不稳伴四肢麻木 3 月,加重伴反应迟钝、眩晕及言语不利 1 月"于 2021 年 1 月 29 日就诊于神经内科。患者入院 3 个月前渐起行走不稳,左右摇晃,双手腕以下及双足麻木,伴双膝以下针刺样疼痛,于外院就诊后予活血化瘀治疗,症状改善不明显,自行停药。1 个月前患者行走不稳、麻木加重,跌倒 4 次,并出现反应迟钝,伴持续性眩晕,与体位变化无关,言语欠流利,偶有饮水呛咳。患者有 2 型糖尿病史 10 年,予胰岛素规律注射治疗,血糖控制情况不详。3 年前经诊断患有丙型肝炎,曾予索非布韦口服治疗,现已治愈。患者 3 个月前出现反复牙痛,其间于当地卫生院就诊后间断口服甲硝唑治疗(每日 3 次,每次 0.4 g,累积总剂量 48 g)。否认吸毒史、输血史及近期疫苗接种史。入院查体:体温 36.6 ℃,神志清楚,反应迟钝,轻度构音障碍,双瞳直径 2.0 mm,对光反射灵敏,视力、视野粗测正常,眼球活动到位,双侧水平凝视诱发眼震,上视时见上跳性眼震,悬雍垂居中,咽反射稍弱,双下肢远端肌力 5⁻ 级,双下肢浅感觉减退,四肢腱反射减弱,双侧共济试验完成不佳,双侧病理征阴性,闭目直立试验(Romberg 试验)睁闭目均不稳,宽基底步态。

二、辅助检查

患者入院后完善检查。血常规:白细胞 3.2×10^9/L(正常范围 3.5×10^9 ~ 9.5×10^9/L)。生化:直接胆红素 10.2 μmol/L(正常范围 0 ~ 6.8 μmol/L),γ-谷氨酰转移酶 56 U/L(正常范围 7 ~ 32 U/L),白蛋白 34.5 g/L(正常范围 35.0 ~ 50.0 g/L)。糖化血红蛋白 7.8%(正常范围 4.0% ~ 6.0%)。自身抗体初筛:抗核抗体弱阳性(±),主要核型染色形态为胞浆型,滴度 1:100。抗中性粒细胞胞浆抗体、血清免疫固定电泳、IgG4、水溶性 B 族维生素、T-SPOT、凝血功能、血氨、甲状腺功能、输血前检查(乙肝五项、梅毒螺旋体、HIV)未见异常。腰椎穿刺脑脊液常规、生化、墨汁染色未见异常。血清及脑脊液周围神经病抗体谱、抗 AQP-4 抗体、抗 MOG 抗体、抗 GFAP 抗体及寡克隆带为阴性。头颅 MRI T2/FLAIR 序列示双侧小脑齿状核、延髓、脑桥、丘脑内侧对称性高信号,皮质下白质多发高信号;DWI 序列示右侧基底节区及胼胝体稍高信号(图 3-1),后者 ADC 呈低信号;增强扫描未见明显强化。神经传导速度检查见右侧正中神经、右侧腓总神经运动神经传导速度减慢;左侧尺神经、左侧正中神经、双侧腓肠神经感觉神经波幅未引出,右侧尺神经、右侧正中神经感觉神经 SNAP 波幅降低,考虑四肢周围神经源性损害,以感觉神经纤维受累为主。简易智力状态检查(MMSE)量表评分 20 分(初中文化)。

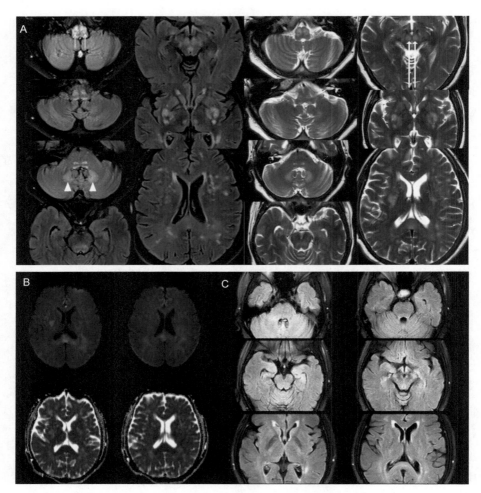

A:T2/FLAIR 序列可见多发对称性异常信号灶,累及双侧下橄榄核(白色短箭头)、延髓背侧、小脑齿状核(白色箭头)、脑桥被盖部、前庭神经核、红核(白色长箭头)、内侧丘脑,胼胝体压部,双侧基底节区及皮质下白质多发高信号。B:DWI 序列见胼胝体压部稍高信号,相应 ADC 稍低信号。C:停服甲硝唑 40 天后复查头颅 MRI 病灶几乎完全消失。

图 3-1　患者头颅 MRI 结果

三、诊断与鉴别诊断

　　患者 3 个月内出现进行性加重的行走不稳、肢体麻木、反应迟钝、构音障碍,临床查体示小脑、脑干及周围神经受累,头颅 MRI 检查提示小脑齿状核等多部位对称性病变,结合患者既往长期大量甲硝唑服用史且停药后症状好转,病灶消失,故诊断为 MIE。其鉴别诊断包括:Wernicke 脑病、脑腱黄瘤病、溴甲烷及其他中毒性脑病,鉴别点详见讨论。

四、治疗

患者入院后停服甲硝唑,予静脉注射甲钴胺 1 mg qd、口服呋喃硫胺 25 mg tid、口服复合维生素 B 片 tid 营养神经治疗,口服羟苯磺酸钙胶囊 0.5 g tid 改善微循环。

五、随访及转归

出院 40 天后随访,患者行走不稳、四肢麻木及构音障碍改善,简易智力状态检查量表评分 24 分,复查头颅 MRI 显示病灶几乎完全消失。

讨　论

作为一种 5-硝基咪唑类抗生素,甲硝唑因其较好的疗效及安全性,在临床上被广泛应用于治疗厌氧菌及原虫感染。但由于甲硝唑可透过血脑屏障,罕见情况下过量服用可导致中枢神经系统内药物浓度增加而产生毒性。目前认为甲硝唑及其代谢产物可能通过拮抗硫胺素、抑制 γ-氨基丁酸受体活性、损伤神经元核糖核酸或诱导血管源性和细胞毒性水肿等途径参与 MIE 的发病,但体外及动物实验无法完全解释患者临床症状,具体病理机制仍待商榷。

系统综述显示,MIE 患者平均发病年龄约 56.8 岁,男女比例约 2∶1。发生 MIE 时,患者累积服药剂量中位数为 65.4 g,中位时间为 35 天。由于甲硝唑在人体内经肝脏代谢后从肾脏排泄,合并肝肾疾病是 MIE 的重要危险因素,且这类患者发病时间更短、累积剂量更小。常见基础疾病为肝硬化、自身免疫性肝病、糖尿病、肾功能不全和炎症性肠病。本例患者尽管间断服药,入院生化指标基本正常,但累积服用剂量较大,且存在丙型肝炎和糖尿病病史,可能导致其多样的临床表现和广泛的影像学改变。

MIE 最常见的临床症状为小脑功能障碍,包括构音困难、步态异常、肢体共济失调。部分患者可出现意识改变、头晕/眩晕、癫痫和视觉异常。23% 的 MIE 患者存在眼球运动障碍,在本例中主要表现为眼球水平凝视诱发眼震及上跳性眼震,提示中枢性损害。此外,30%的MIE患者可合并周围神经病变,以感觉神经或感觉运动神经轴索受累为主。结合本例患者的症状、体征及电生理结果,不排除MIE合并甲硝唑周围神经病可能,但考虑到其长期糖尿病病史且血糖控制不佳,潜在的糖尿病周围神经病可能影响对其电生理结果的深入解读。

MRI对于MIE的诊断具有重要价值,典型表现为双侧小脑齿状核对称性T2/FLAIR高信号,病变也可对称性累及中脑、脑桥、延髓及胼胝体压部,少数患者可见皮质下白质受累。我们发现本例患者除齿状核异常外,病灶同时累及了双侧红核及双侧下橄榄核。产生上述病变的原因可能是甲硝唑间接影响了齿状核-红核-下橄榄核通路,即格-莫三角(Guillain-Mollaret triangle)受累,这一发现在既往报道中极为罕见。上述结构中,一侧红核发出的纤维经中央被盖束下行至同侧下橄榄核,后者发出的纤维经小脑下脚投射至对侧小脑齿状核,该通路受损可引起下橄榄核肥大变性,继而出现眼震、共济失调等表现,或可解释本例患者上述临床症状。其眩晕、饮水呛咳及构音障碍等症状可能与双侧前庭神经核及延髓背侧病灶相关。多发皮质下白质异常信号在MIE中十分少见,本例患者同时存在多发白质受累,可能导致认知功能的下降。此外,研究发现多数MIE患者的MRI病灶为血管源性水肿,因此停药后病灶大多可逆。本例患者红核、基底节及胼胝体区呈DWI高信号、ADC低信号,与细胞毒性水肿表现相符,提示MIE患者颅内病变的病理生理过程并非完全一致。

MIE的鉴别诊断主要围绕影像学表现及临床病史展开,包括Wernicke脑病、脑腱黄瘤病、溴甲烷及其他中毒性脑病。本例患者虽然存在共济失调、眼球运动异常等体征,影像学提示双侧丘脑及中脑导水管周围异常信号,但齿状核受累在Wernicke脑病极为罕见,且本例无乳头体、下丘脑等受累,加之无长期酗酒史、血维生素B_1水平正常,故暂予排除。脑腱黄瘤病患者可出现周围神经及中枢损害,如认知障碍、共济失调及延髓麻痹等,影像学检查提示病变累及双侧齿状核,但其齿状核病变T2序列常呈不均匀高信号,FLAIR呈低信号,且大多伴有青少年白内障,查体可见跟腱黄瘤、高弓足等临床表现,与本例不符。溴甲烷中毒也表现为对称性齿状核受累,但本患者无毒物接触史。此外,针对本例患者,其病变邻近中脑导水管且存在多发皮质下白质病灶,但脑脊液及血清学检查未见脱髓鞘证据,甲硝唑停药后迅速好转,亦不支持中枢神经系统脱髓鞘疾病。

有研究发现,合并其他基础疾病、MRI 存在皮质下白质受累的 MIE 患者预后相对较差,但绝大多数 MIE 患者在停药数日后症状可自行好转,最终完全康复,B 族维生素等支持治疗对神经功能恢复有益。本例患者在停药及维生素支持治疗后症状改善,头颅 MRI 病灶几乎完全消退。

总　结

在临床工作,对于出现进展性小脑症状、周围神经受损以及影像学齿状核受累表现的患者应注意询问既往用药史,同时注意识别 MIE 相关的影像学表现,为 MIE 的早期诊断及治疗争取时间。

（熊康平　庄圣　周旭平　罗蔚锋　刘春风）

【参考文献】

［1］DANEMAN N, CHENG Y, GOMES T, et al. Metronidazole-associated neurologic events：a nested case-control study［J］. Clin Infect Dis, 2021,72(12)：2095 – 2100.

［2］SØRENSEN C G, KARLSSON W K, AMIN F M, et al. Metronidazole-induced encephalopathy：a systematic review［J］. J Neurol, 2020,267(1)：1 – 13.

［3］邓春颖,胡琨,毛文静,等. 甲硝唑脑病一例［J］. 中华神经科杂志,2017,50(06)：466 – 469.

［4］苟双梅,付学涛. 甲硝唑脑病个案汇总分析［J］. 中国药物应用与监测,2015,12(6)：368 – 371,372.

［5］GOOLSBY T A, JAKEMAN B, GAYNES R P. Clinical relevance of metronidazole and peripheral neuropathy：a systematic review of the literature［J］. Int J Antimicrob Agents, 2018,51(3)：319 – 325.

［6］KIM E, NA D G, KIM E Y, et al. MR imaging of metronidazole-induced encephalopathy：lesion distribution and diffusion-weighted imaging findings［J］. AJNR Am J Neuroradiol, 2007,28(9)：1652 – 1658.

［7］DE OLIVEIRA A M, PAULINO M V, VIEIRA A, et al. Imaging patterns of toxic and metabolic brain disorders［J］. Radiographics, 2019,39(6)：1672 – 1695.

［8］SEOK J I, YI H, SONG Y M, et al. Metronidazole-induced encephalopathy and inferior olivary hypertrophy：lesion analysis with diffusion-weighted imaging and apparent diffusion coefficient maps[J]. Arch Neurol, 2003,60(12):1796 – 1800.

[9] VAN EETVELDE R, LEMMERLING M, BACKAERT T, et al. Imaging features of hypertrophic olivary degeneration[J]. J Belg Soc Radiol, 2016,100(1):71.

[10] BOND K M, BRINJIKJI W, ECKEL L J, et al. Dentate update: imaging features of eentities that affect the dentate nucleus[J]. AJNR Am J Neuroradiol, 2017,38(8):1467 – 1474.

[11] 柏天军，庞善军，陈立平，等. 甲硝唑脑病一例[J]. 中华放射学杂志,2017,51(9):717 – 718.

病 例 四

SERPINC1 基因突变相关颅内静脉血栓形成致颅内多发点状出血

　　颅内静脉血栓形成（cerebral venous thrombosis，CVT）是指由各种病因引起的颅内静脉或静脉窦血栓形成，血液回流受阻或脑脊液循环障碍，导致以颅内高压和局灶脑损害为特征的一类脑血管病，占所有脑血管病的 0.5%～1%。CVT 的临床表现和影像学特征无特异性，取决于静脉（窦）血栓形成的部位、性质、范围以及继发性脑损害的程度等因素，因而极易漏诊和误诊。CVT 的病因和危险因素包括遗传性或继发性血栓形成倾向，其中以继发性血栓形成倾向更多见，遗传性血栓形成倾向报道得较少。现报道一例表现为双侧皮层多发点状出血的 CVT，通过基因检测明确其病因为 SERPINC1 基因突变引起抗凝血酶Ⅲ功能障碍，旨在提高临床医生对本病的认识，减少误诊和漏诊。

临床资料

一、一般资料

　　患者青年男性，24 岁，因"发作性右侧肢体麻木乏力伴言语不清 5 天"于 2021 年 9 月 7 日入院。患者 5 天前无明显诱因出现右侧肢体麻木、无力，伴言语不清，症状较轻，持续 1 天后症状完全好转，未就医。2 天前再次出现右侧肢体麻木、无力，伴言语不清，至当地医院就诊，头颅 CT 提示颅内多发点状高密度影，为进一步治疗而到我院门诊。到我院门诊时症状几乎完全缓解，复查头颅 CT 可见右侧顶枕叶、左侧顶叶点状高密度影，拟以"脑出血"收住入院。

患者于 2020 年 5 月开始反复出现双眼视物模糊、视力下降,双眼玻璃体积血,激光治疗后症状好转,眼科考虑双眼视网膜静脉炎、双眼视网膜静脉阻塞。患者否认高血压、糖尿病、卒中等病史,家族史无特殊。

入院查体:血压 103/68 mmHg,神志清楚,言语流利,双侧瞳孔等大等圆,直径 2.5 mm,对光反射灵敏,伸舌居中,四肢肌力、肌张力正常,感觉共济查体无异常,双侧病理征未引出。

二、辅助检查

头颅 CT(2021-09-06):左侧顶叶及右侧顶枕叶点状高密度影(图 4-1)。

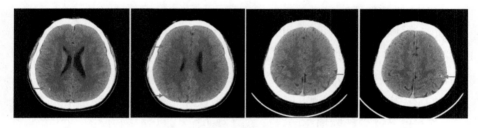

图 4-1　2021-09-06 头颅 CT

三、诊断与鉴别诊断

患者青年男性,急性起病,表现为右侧肢体麻木、乏力,伴言语不清,头颅 CT 提示左侧顶叶及右侧顶枕叶点状高密度影,颅内多发点状高密度影,定性诊断为脑出血,定位诊断为双侧大脑皮层。

鉴别诊断主要有以下两点。

(1)头颅 CT 上表现为颅内多发高密度影的疾病:包括生理性钙化、家族性基底节钙化、甲状旁腺功能减退、颅内寄生虫感染、颅内肿瘤等疾病,但从高密度影的部位、分布、大小及是否合并水肿等特征来看,暂不考虑上述疾病。

(2)多发性颅内出血病因:抗凝/抗血小板药物相关出血、淀粉样血管病、系统性疾病、脑梗死出血转化及遗传性凝血功能异常等,需要完善相关血液学和影像学检查以明确。

四、治疗

患者入院后尽快完善相关检查,明确诊断。血液学检查:部分凝血活酶时间 46.7 s,轻度升高,其他血液学检查包括血常规、血生化、同型半胱氨酸、糖化血红蛋白、输血前筛查、免疫全套、自身抗体、抗心磷脂抗体及抗中性粒细胞抗体均未见异常。心脏彩超(2021-09-07):未见异常。头颅 MRI + MRA + MRV(2021-09-07):MRI 见双侧额顶叶皮层、放射冠多发异常信号,周围见粗大迂曲血管影(图 4-2);MRA 未见明显异常;MRV 见上矢状窦、皮层静脉、双侧横窦、乙状窦显影欠佳(图 4-3)。2021-09-07 完善腰椎穿刺:脑脊液压力 305 mmH$_2$O,外观清亮,白细胞 0,总蛋白 1.35 g/L(正常值 0.15 ~ 0.45 g/L),蛋白升高。头颅 DSA(2021-09-08):前循环和后循环动脉期未见异常,静脉期右侧上矢状窦及皮层静脉显影不清,静脉回流慢(图 4-4 白色箭头示),可见皮层静脉代偿性扩张(图 4-4 黄色箭头示),左侧静脉回流慢,上矢状窦及皮层静脉局部显影不清(图 4-5)。患者 CVT 诊断明确,给予低分子肝素抗凝及甘露醇降颅压治疗。住院期间患者无肢体乏力、言语不清及麻木症状再发,治疗 1 周后复查腰椎穿刺,脑脊液压力降低至 220 mmH$_2$O,动态复查 CT 提示颅内出血点密度逐渐降低(图 4-6)。住院治疗 9 天后,患者症状无复发出院,出院予以达比加群酯 110 mg bid 口服治疗。

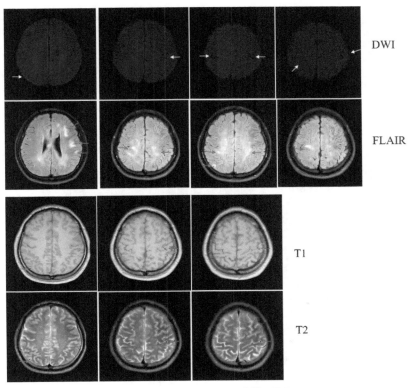

图 4-2 2021-09-07 头颅 MRI

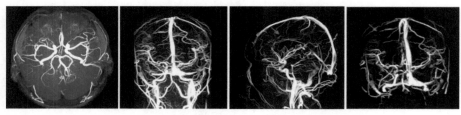

图 4-3　2021-09-07 头颅 MRA + MRV

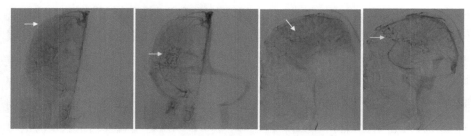

图 4-4　2021-09-08 头颅 DSA(右)

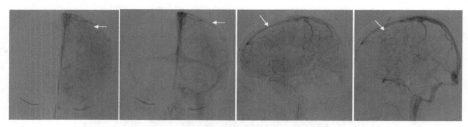

图 4-5　2021-09-08 头颅 DSA(左)

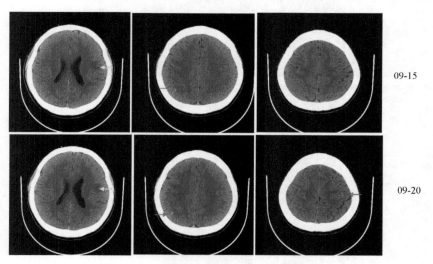

09-15

09-20

图 4-6　头颅 CT 复查结果

　　患者无继发性血栓形成倾向病因,考虑可能与遗传相关,完善基因检测,结果提示:SERPINC1 基因杂合突变(图 4-7),SERPINC1 基因和抗凝血酶Ⅲ活性相关,SERPINC1 基因突变引起抗凝血酶Ⅲ活性缺乏,血浆中抗凝血酶活性降低,导致凝血酶和因子Xa失活,出现血栓形成倾向。患者病因明确,继续予以达比加群酯抗凝治疗。

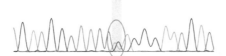

图 4-7　全外显子基因检测提示 SERPINC1 基因杂合突变

五、治疗结果、随访及转归

　　患者出院后 4 个多月的时间内,定期在门诊随访,无肢体乏力、麻木及言语不清等症状复发,规律服用达比加群酯抗凝治疗,于 2021 年 10 月 14 日复查头颅 MRI + MRA + MRV:两侧额顶叶皮层下病灶较前缩小、双侧半卵圆中心病灶较前增大,脑桥右侧、小脑可见异常信号,双侧上矢状窦、皮层静脉、双侧横窦、乙状窦显影欠佳,可见代偿的皮层静脉,较前无明显变化(图 4-8、图 4-9)。2021 年 10 月 18 日复查头颅 CT:颅内点状出血完全吸收(图 4-10)。

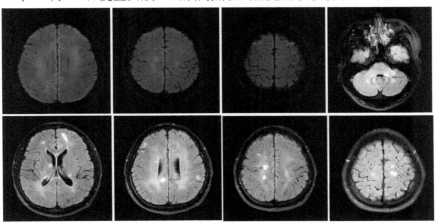

图 4-8　2021-10-14 头颅 MRI

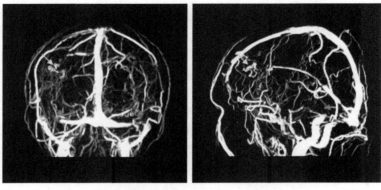

图 4-9　2021-10-14 头颅 MRV

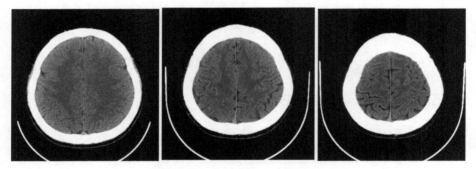

图 4-10　2021-10-18 头颅 CT

讨 论

CVT 是由各种病因引起的颅内静脉或静脉窦血栓形成,使血液回流受阻或脑脊液循环障碍,引起颅内高压和局灶神经功能缺损的少见的脑血管病。与其他脑血管病相比,CVT 发病率低,病因多样,临床表现和影像学检查缺乏特异性,容易误诊和漏诊,因此早期识别和诊断 CVT 非常重要。

CVT 的病因和危险因素包括遗传性和获得性血栓形成倾向两大类。遗传性血栓形成倾向包括 V 因子 Leiden 突变、凝血酶 G20210A 突变、高同型半胱氨酸血症、蛋白 C、蛋白 S 或抗凝血酶 Ⅲ 缺陷等;获得性血栓形成倾向包括妊娠、产后(包括人工流产后)或口服避孕药物、肥胖、各种其他相关药物(如激素替代治疗、肿瘤化疗药物、止血药等)、各种急慢性感染(如头面颈部感染、颅内感染或全身性感染等)、自身免疫性疾病(如肾病综合征、炎性肠病、系统性红斑狼疮、白塞病等)、血液系统疾病(如严重贫血、真性红细胞增多症、原发性血小板增多症等)、颅内外肿瘤(如脑膜瘤、淋巴瘤、肺癌等)或颅脑外伤等。相对于遗传性血栓形成倾向,获得性血栓形成倾向更多见,随着基因检测水平的提高,越来越多的遗传因素引起的 CVT 被报道。本例患者经基因检测发现 SERPINC1 基因杂合突变,SERPINC1 基因与抗凝血酶Ⅲ缺乏导致血栓形成倾向相关,报道为常染色体隐性或显性遗传(AR/AD),理论上纯合、复合杂合变异及单杂合变异都有可能致病。抗凝血酶缺乏导致血栓形成倾向是一种罕见的遗传性血液病,特征是血浆中抗凝血酶活性降低,导致凝血酶和因子 Xa 失活。SERPINC1 基因突变引起的静脉血栓可累及包括 CVT 在内的全身多个部位。国内外近几年的病例报道都发现 SERPINC1 基因突变和 CVT 的相关性,表明 SERPINC1 基因突变引起的 CVT 并不少见。该患者反复双眼视物模糊、视力下降,双眼玻璃体积血,考虑和 SERPINC1 基因突变引起视网膜静脉血栓形成相关。

CVT 可为急性、亚急性或慢性起病,临床表现缺乏特异性,症状体征主要取决于静脉(窦)血栓形成的部位、性质、范围以及继发性脑损害的程度等因素。

(1)颅内高压和其他全脑损害:临床表现包括头痛、视力障碍、视乳头水肿、搏动性耳鸣、认知功能损害,其中头痛最常见,60% 以上的患者伴有头痛,严重的患者可能出现意识障碍。

(2)局灶性脑损害:可单侧或双侧,或左右交替出现,包括中枢性运动障碍、感觉缺失、失语或偏盲等。近 60% 的单纯大脑皮质静脉血栓形成患者表现为局灶性脑损害。

(3)痫性发作:包括部分性或全身性痫性发作,约 40% 的患者可有痫性发作,围产期患者发生率更高。

(4)硬脑膜动静脉瘘的临床表现:出现头痛、搏动性耳鸣、颅内出血等表现。该患者表现为发作性右侧肢体麻木、无力等局灶性神经功能缺损症状,无颅内压增高的临床表现。

影像学检查在诊断 CVT 中非常重要,包括头颅 CT 平扫及增强、CTV、头颅 MRI 及 MRV、头颅 DSA。CT 平扫显示的直接征象为与静脉窦位置一致的高密度"条索征",上矢状窦血栓在冠状位图像上表现为高密度"三角征"。单纯皮质静脉血栓形成患者,显示为位于脑表面的条索状密度增高影。CT 平扫的间接征象包括:弥漫的脑组织肿胀(脑回肿胀、脑沟变浅和脑室受压)、静脉性梗死和脑出血,出血部位多为脑叶,位于皮质和皮质下脑组织之间,可多部位同时发生,常呈点片状渗血,也可形成实体血肿,周边水肿明显而与血肿体积不匹配。CT增强扫描:能显示血栓时静脉窦腔内对比剂充盈缺损。冠状位图像上,上矢状窦血栓可呈典型的"空三角征"。CTV具有良好的空间分辨力,且无血流相关伪影,具有较高的敏感度和特异度,可同时显示静脉窦闭塞和窦内血栓。MRI平扫可直接显示静脉腔内血栓和CVT相关脑损害,血栓信号表现多样,随发病时间不同而变化,相关脑损害包括血管源性和细胞毒性脑水肿、静脉性梗死、脑出血和蛛网膜下腔出血等。MRV是诊断CVT最常用的影像学手段,可发现相应的静脉窦闭塞、静脉显影不良、侧支静脉扩张、板障静脉和头皮静脉显像等征象。DSA可显示闭塞的静脉窦不显影或充盈缺损、脑静脉窦显影延迟、毛细血管期延长、侧支引流静脉扩张、受累静脉周围的头皮静脉显影增多和静脉血流方向逆转等。本病例在头颅CT上表现为不典型的双侧半球多发点状出血,没有典型的直接征象,容易被漏诊。

CVT的治疗包括对症治疗、病因治疗、血管再通治疗和并发症处理等多个方面。重症患者可通过组织化管理降低病死率。抗凝治疗是CVT重要的治疗手段,其目的在于防止血栓扩展,促进血栓溶解,预防肺栓塞和深静脉血栓形成;抗凝治疗并不增加这些患者的颅内外出血风险。低分子肝素是急性期抗凝治疗常用药物,急性期后及出院后继续口服抗凝治疗。最新的研究表明,新型口服抗凝药物和华法林治疗CVT的有效性和安全性相当,在最新的指南中,新型口服抗凝药物与华法林为同等级别的推荐,抗凝药物使用持续时间取决于患者的病因。本例患者出院后给予新型口服抗凝药物达比加群酯抗凝治疗,一方面是新型口服抗凝药物疗效和华法林相当;另一方面值得注意的是,该患者存在 SERPINC1 基因突变,该基因突变引起抗凝血酶Ⅲ功能异常,普通肝素、低分子肝素及华法林属于间接凝血酶抑制剂,需要通过抗凝血酶Ⅲ而起抗凝作用,对于该类患者可能无效,因此选择达比加群酯、阿加曲班、利伐沙班等直接凝血酶抑制剂更合适。随访期间患者无神经功能缺损症状复发,影像学上表现"喜忧参半"——陈旧病灶的消失合并新病灶的出现,确切的机制仍不明确,可能和 SERPINC1 基因突变相关,需要对患者进行长期随访。

总　结

该病例在影像学上表现为多发点状出血的颅内静脉血栓形成,影像学特征不典型,容易漏诊,因此临床工作中遇到颅内多发出血的患者需要考虑颅内静脉血栓形成的可能。基因检测发现 *SERPINC1* 基因突变引起抗凝血酶Ⅲ突变是该患者的病因,对于无继发性血栓形成倾向的患者,需要完善基因检测以明确病因。

(尤寿江　郭志良　黄志超　肖国栋　曹勇军)

【参考文献】

[1] BOUSSER M G, FERRO J M. Cerebral venous thrombosis: an update[J]. Lancet Neurol, 2007, 6(2): 162 – 170.

[2] SAPOSNIK G, BARINAGARREMENTERIA F, BROWN R D, et al. Diagnosis and management of cerebral venous thrombosis: a statement for healthcare professionals from the American Heart Association/American Stroke Association[J]. Stroke, 2011, 42(4): 1158 – 1192.

[3] 冯璞,黄旭升,郎森阳,等. 影响颅内静脉窦和脑静脉血栓形成正确诊断的因素与诊断探讨[J]. 中华神经科杂志, 2001, 34(3): 148.

[4] 中华医学会神经病学分会,中华医学会神经病学分会脑血管病学组. 中国颅内静脉血栓形成诊断和治疗指南 2019 [J]. 中华神经科杂志, 2020, 53(9): 648 – 663.

[5] COUTINHO J M, ZUURBIER S M, ARAMIDEH M, et al. The incidence of cerebral venous thrombosis: a cross-sectional study[J]. Stroke, 2012, 43(12): 3375 – 3377.

[6] FIELD T S, HILL M D. Cerebral venous thrombosis[J]. Stroke, 2019, 50(6): 1598 – 1604.

[7] BOUSSER M G, CRASSARD I. Cerebral venous thrombosis, pregnancy and oral contraceptives[J]. Thromb Res, 2012, 130 Suppl 1: S19 – 22.

[8] MULDER R, CROLES F N, MULDER A B, et al. *SERPINC1* gene mutations in antithrombin deficiency [J]. Br J Haematol, 2017, 178(2): 279 – 285.

[9] ANTÓN A I, TERUEL R, CORRAL J, et al. Functional consequences of the prothrombotic *SERPINC1* rs2227589 polymorphism on antithrombin levels [J]. Haematologica,

2009，94(4)：589 - 592.

[10] YOKOTA H, MIYAZAKI M, KINJO C, et al. Cerebral venous sinus thrombosis in child with antithrombin deficiency and novel *SERPINC1* variant［J］. Acta Neurol Belg, 2021，121(3)：811 - 814.

[11] MA H R, WU L F, DUAN J G, et al. *SERPINC1* novel mutation (c. 637C > T p. Gln213Ter) in a cerebral venous sinus thrombosis case and treatment with agatroban［J］. Thromb Res, 2021，199：35 - 37.

[12] TENG X Y, HAN Y, YIN L, et al. A novel mutation of *SERPINC1* in a patient presenting as recurrent cerebral sinus venous and portal vein thrombosis［J］. Blood Coagul Fibrinolysis, 2020，31(3)：229 - 232.

[13] LEAVELL Y, KHALID M, TUHRIM S, et al. Baseline characteristics and readmissions after cerebral venous sinus thrombosis in a nationally representative database［J］. Cerebrovasc Dis, 2018，46(5 - 6)：249 - 256.

[14] FERRO J M, CANHAO P, STAM J, et al. Prognosis of cerebral vein and dural sinus thrombosis：results of the international study on cerebral vein and dural sinus thrombosis (ISCVT)［J］. Stroke, 2004，35(3)：664 - 670.

[15] BUGNICOURT J M, GUEGAN-MASSARDIER E, ROUSSEL M, et al. Cognitive impairment after cerebral venous thrombosis：a two-center study［J］. J Neurol, 2013，260(5)：1324 - 1331.

[16] COUTINHO J M, GERRITSMA J J, ZUURBIER S M, et al. Isolated cortical vein thrombosis：systematic review of case reports and case series［J］. Stroke, 2014，45(6)：1836 - 1838.

[17] DMYTRIW A A, SONG J S A, YU E, et al. Cerebral venous thrombosis：state of the art diagnosis and management［J］. Neuroradiology, 2018，60(7)：669 - 685.

[18] KLINGEBIEL R, BAUKNECHT H C, BOHNER G, et al. Comparative evaluation of 2D time-of-flight and 3D elliptic centric contrast-enhanced MR venography in patients with presumptive cerebral venous and sinus thrombosis［J］. Eur J Neurol, 2007，14(2)：139 - 143.

[19] COUTINHO J M, FERRO J M, CANHAO P, et al. Unfractionated or low-molecular weight heparin for the treatment of cerebral venous thrombosis［J］. Stroke, 2010，41(11)：2575 - 2580.

[20] STAM J, DE BRUIJN S F, DEVEBER G. Anticoagulation for cerebral sinus thrombosis［J］. Cochrane Database Syst Rev, 2002，(4)：CD002005.

[21] MENDONÇA M D, BARBOSA R, CRUZ E SILVA V, et al. Oral direct thrombin inhibitor as an alternative in the management of cerebral venous thrombosis：a series of 15

patients[J]. Int J Stroke, 2015, 10(7): 1115 – 1118.

[22] FERRO J M, COUTINHO J M, DENTALI F, et al. Safety and efficacy of dabigatran etexilate vs dose-adjusted warfarin in patients with cerebral venous thrombosis: a randomized clinical trial[J]. JAMA Neurol, 2019, 76(12): 1457 – 1465.

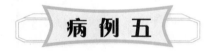

脆性 X 相关震颤/共济失调综合征

脆性 X 相关震颤/共济失调综合征（fragile X-associated tremor/ataxia syndrome，FXTAS）是一种晚发型神经系统退行性疾病，由脆性 X 染色体智力低下 1 型（fragile X mental retardation 1，*FMR1*）基因的前突变（premutation）引起，临床主要表现为意向性震颤、小脑性共济失调、认知功能减退、帕金森症候群、周围神经病及自主神经功能障碍等。该病临床较少见，易误诊。现报道一例 FXTAS 患者，以期提高临床医生对本病的认识。

临床资料

一、一般资料

患者男性，63 岁，因"记忆力下降 1 年，行走不稳 2 月"于 2020 年 11 月就诊于神经内科。患者 2019 年 12 月起逐渐出现记忆力下降，经常忘事，且反应迟钝，执行力减退，表现为拆卸零件后不会组装。2020 年 4 月，患者出现言语欠流利，伴头晕，外院诊断考虑"脑梗死"，具体诊治过程不详。2020 年 9 月，患者认知功能进一步下降，伴性格改变，易怒，偶有胡言乱语，无幻觉，症状无波动，且出现行走不稳、动作迟缓，有时需搀扶。患者病情逐渐加重，既往针对"脑梗死"的治疗效果不佳，遂来我科就诊，进一步诊治。整个病程中，患者体重无明显变化，睡眠欠佳，偶有夜眠多梦，大喊大叫，无嗅觉减退，二便正常。既往史：高血压病史 7 年，未规律服药治疗。自诉 2014 年有"脑出血"病史，2020 年有"脑梗死"病史，具体诊治不详。患者未规律服药行脑卒中二级预防。否认药物、毒物接触史,否认烟酒史,否认神经系统疾病家族史。

入院查体:血压 127/70 mmHg(卧位)、124/68 mmHg(立位 1 分钟),心肺听诊无殊。患者意识清楚,时间、地点、人物定向力可,构音欠清,双侧瞳孔等大等圆,直径 3.0 mm,对光反射灵敏,眼球活动到位,双侧鼻唇沟对称存在,伸舌居中,粗测双耳听力下降,咽反射正常。四肢肌力 5 级,肌张力增高,双侧肢体腱反射对称减低,双侧肢体深浅感觉正常,双侧病理征阴性。双上肢可及姿势及意向性震颤,宽基底步态,肢体共济运动完成尚可,Romberg 试验睁闭目均不稳。MMSE 量表评分无法完成。

二、辅助检查

入院完善检查,血常规、肝肾功能、同型半胱氨酸、输血前检查(梅毒、HIV)、维生素 B_1、叶酸、维生素 B_{12}、甲状腺功能、肿瘤指标等未见异常。头颅 MRI T2 FLAIR 序列见:① 小脑中脚高信号;② 侧脑室周围对称弥漫脑白质病变;③ 小脑半球及大脑深部白质对称性高信号;④ 海马萎缩;⑤ 小脑半球萎缩;⑥ 延髓萎缩(图 5-1)。

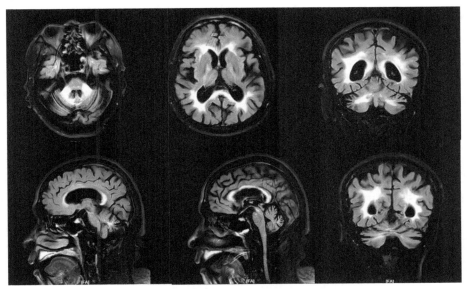

图 5-1　头颅 MRI T2 FLAIR 序列检查结果

基因检测结果:通过 PCR 扩增结合微流控毛细管电泳技术,检测 *FMR1* 5' UTR 区的 CGG 重复数量。检测所得该患者 *FMR1* 5' UTR 区的 CGG 重复次数为 121 次（图 5-2），判定该患者携带 *FMR1* 前变异基因突变。

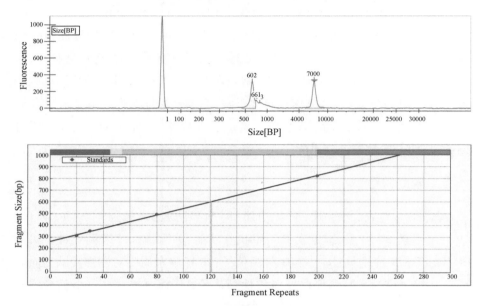

图 5-2　基因检测结果

三、诊断与鉴别诊断

本例患者以逐渐进展的认知功能障碍及共济失调为主要表现，实验室检查未见异常，头颅 MRI 示小脑中脚及大脑深部高信号，结合基因测序提示 *FMR1* 基因 5′UTR 区的 CGG 重复序列异常扩增（CGG 重复次数为 121 次），故诊断为 FXTAS。

根据患者认知功能障碍及影像学表现，需要重点与神经元核内包涵体病（neuronal intranuclear inclusion disease，NIID）进行鉴别。NIID 是一种多系统、慢性、进展性的神经退行性疾病，与 *NOTCH2NLC* 基因异常扩增有关。病理上表现为区域性神经元脱失、神经元及内脏器官细胞核内嗜酸性透明状包涵体，可累及中枢、外周和自主神经。头颅 MRI DWI 序列可见皮髓质交界处高信号（绸带征），亦可见小脑深部脑白质、小脑中脚受累。临床表现为痴呆、意识障碍、精神异常、认知减退、癫痫，累及自主神经系统者可有瞳孔缩小，发热，胃肠、泌尿生殖系统功能障碍，累及周围神经者可有感觉异常、肢体无力等，小脑及锥体外系受累表现为共济失调、肌张力障碍、震颤等。

四、治疗

目前,针对 FXTAS 尚无有效治疗方案,多以对症处理为主。鉴于本例患者存在广泛白质病变,治疗时给予复合维生素 tid、艾地苯醌 tid 改善代谢,同时给予多奈哌齐 10 mg qd 改善认知等。

五、治疗结果、随访及转归

患者出院后予艾地苯醌、多奈哌齐等药物对症处理,共济失调及认知功能障碍稍有好转,其他相关症状仍在进一步随访中。

讨　论

FXTAS 是由 *FMR1* 基因 5′UTR 区的 CGG 重复序列异常扩增所致。正常人群 CGG 重复次数为 6 ~ 54 次,而 FXTAS 患者 CGG 重复次数通常为 55 ~ 200 次,又被称为前突变;当重复次数超过 200 次时,则被称为基因全突变。后者临床上多为儿童起病,主要表现为智能发育迟滞、自闭症及癫痫。FXTAS 为前突变,该类女性患者通常 40 岁之前闭经。

FXTAS 多在 55 岁以后发病,男性多见,病程逐渐进展,以意向性震颤、小脑性共济失调、认知功能减退、帕金森症候群、周围神经病及自主神经功能障碍为主要临床表现。通常意向性震颤最早出现且进展缓慢,可见于 80% 的患者,以手部震颤最明显,头部震颤也较常见。本例患者未及明显意向性震颤,表明该病的临床异质性。50% 的患者可有小脑性共济失调步态,与该病例吻合,表现为站立不稳、步基增宽,且患者多在后续病程中需要依靠助行器行走,病程 16 年左右不能下床,本例患者病程为 1 年,需继续进行随访。帕金森症候群见于 30% 的患者,临床症状较帕金森病轻,行动迟缓、身体僵硬更常见。本例患者未及该类症状。周围神经病变特点为长度依赖、感觉运动神经均受累、轴索损害为著,因患者未同意该项检查,未能获取该数据。自主神经功能障碍表现为直立性低血压、性功能减退及尿频等。认知功能损害主要表现为执行能力减退。除此之外,还可能合并焦虑、抑郁、睡眠障碍、头痛、甲状腺功能异常、不宁腿综合征等症状。头颅 MRI 双侧小脑中脚对称性 T2 高信号为本病特征性的影像表现,可见于60%的男性患者及13%的女性患者。皮质下白质病变也较常见,部分患者FLAIR序列可见胼胝体压部高信号,这与本例患者的影像学表现相符。

治疗方面,目前尚无特效药物可延缓或阻止此病的进展,临床上仅能对症治疗,如氯硝西泮、扑米酮、阿罗洛尔等可减轻震颤,左旋多巴可改善帕金森样症状,平衡康复训练对步态不稳有效。另外,脑深部刺激也可减轻震颤,但可能加重共济失调症状。

针对遗传性疾病,需要对遗传咨询给予关注。FXTAS患者中,女性患者有50%的概率传递给下一代,而且在传递过程中不稳定,前变异扩展为全变异的概率与CGG重复数大小有关,易于在下一代中出现全突变患者。男性前变异患者传递过程中基本稳定,会将前变异基因传递给女儿,但出现全突变可能性相对低,需要结合临床仔细分析。

总 结

FXTAS发病率较低,多数临床医师对其认识不足,极易误诊。临床工作中遇到50岁以上患者,认知功能障碍合并小脑性共济失调/震颤,且头颅MRI有小脑中脚对称性T2高信号表现时应考虑到本病,同时应提高检测*FMR1*基因的意识。

(李凯 庄圣 李洁 毛成洁)

【参考文献】

[1] HAGERMAN P J, HAGERMAN R J. Fragile X-associated tremor/ataxia syndrome (FXTAS)[J]. Developmental Disabilities Research Reviews, 2010, 10(1):25 – 30.

[2] ALLINGHAM-HAWKINS D J, BABUL-HIRJI R, CHITAYAT D, et al. Fragile X premutation is a significant risk factor for premature ovarian failure:the international collaborative POF in fragile X study-preliminary data[J]. Am J Med Genet, 1999, 83(4):322 – 325.

[3] BERRY-KRAVIS E, LEWIN F, WUU J, et al. Tremor and ataxia in fragile X premutation carriers: blinded videotape study[J]. Annals of Neurology, 2003, 53(5):616 – 623.

[4] HAGERMAN R J, LEEHEY M, HEINRICHS W, et al. Intention tremor,

parkinsonism, and generalized brain atrophy in male carriers of fragile X[J]. Neurology, 2001, 57(1):127 – 130.

[5] ZAFARULLAH M, TASSONE F. Fragile X-associated tremor/ataxia syndrome (FXTAS)[J]. Methods Mol Biol, 2019.

[6] BRAINARD S S, SCHREINER R A, HAGERMAN R J. Cognitive profiles of the carrier fragile X woman[J]. Am J Med Genet, 1991, 38(2 – 3):505 – 508.

[7] BRUNBERG J A, JACQUEMONT S, HAGERMAN R J, et al. Fragile X premutation carriers: characteristic MR imaging findings of adult male patients with progressive cerebellar and cognitive dysfunction[J]. Ajnr Am J Neuroradiol, 2002, 23(10):1757 – 1766.

[8] HAGERMAN R, HAGERMAN P. Fragile X-associated tremor/ataxia syndrome: pathophysiology and management[J]. Curr Opin Neurol, 2021, 34(4):541 – 546.

[9] BIANCALANA V, GLAESER D, MCQUAID S, et al. EMQN best practice guidelines for the molecular genetic testing and reporting of fragile X syndrome and other fragile X-associated disorders[J]. Eur J Hum Genet, 2015, 23(4):417 – 425.

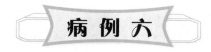

以多样性震颤起病的肝豆状核变性

肝豆状核变性（Wilson disease，WD）是一种少见的可治性神经系统遗传变性疾病，其临床表现多样，大多以肝病及神经系统症状首发，临床上误诊及漏诊率较高。现报道我科收治的一例以多样性震颤为首发症状的 WD 患者，旨在加强临床医生对该疾病的认识。

临床资料

一、一般资料

患者男性，44 岁，因"双上肢不自主抖动 8 年，加重 3 年"于 2020 年 8 月 11 日就诊于神经内科。患者 8 年前无明显诱因出现右上肢不自主抖动，逐渐发展为双上肢受累，以姿势性抖动为主，伴头部抖动，饮酒后症状减轻，遂至外院就诊，考虑特发性震颤，予盐酸阿罗洛尔 10 mg bid 治疗后震颤无明显好转。3 年前患者戒酒后肢体抖动明显加重，未予重视，近半年来有多次大小便失禁。既往长期饮酒 20 余年，每天饮半斤白酒，有酒精性肝硬化病史 10 余年，3 年前已戒酒。8 年前左锁骨外伤手术史。右腿自幼肌肉萎缩伴右足活动不利，具体原因不详。患者否认重金属如铅、锰等长期接触史。无吩噻嗪类、丁酰苯类药物过量史。否认震颤家族史。

入院查体：血压 130/70 mmHg（卧位）、128/65 mmHg（立位 1 分钟），心率 70 次/分，神志清楚，双侧瞳孔等大等圆，直径 2.0 mm，直接、间接对光反射灵敏，双侧眼球活动可，未及眼震，伸舌居中，双上肢静止性、姿势性和意向性震颤,右上肢肌张力增高,右下肢肌肉萎缩,右踝及右足趾肌力 1~2 级(外伤后遗留),其余肢体肌力及肌张力正常,右侧指鼻试验及跟膝胫试验欠准,双侧肢体深浅感觉对称存在,右下肢腱反射稍减弱,右侧病理征阳性,左侧病理征阴性。

二、辅助检查

腹部 B 超见肝弥漫性病变,考虑肝硬化。泌尿系 B 超未见明显异常。头颅 MRI + MRA 见右侧颞叶软化灶,余未见明显异常。

入院完善检查,血常规:白细胞计数 1.8×10^9/L($\downarrow$)、红细胞计数 3.66×10^{12}/L($\downarrow$)、血红蛋白 115 g/L($\downarrow$)、血小板计数 70×10^9/L($\downarrow$)。生化全套:γ-谷氨酰转移酶 169 U/L($\uparrow$)、ALT/AST 在正常范围、肾功能正常、尿蛋白阴性。铜蓝蛋白 0.09 g/L($\downarrow$)。血氨 45 μmol/L($\uparrow$)。叶酸、维生素 B_{12} 正常。认知评估 MMSE 量表得分 26 分,MoCA 量表得分 21 分(因右上肢意向性震颤,书写项目无法完成)。肌电图震颤分析见:① 静息时,右上肢可见有 4 Hz 左右的震颤波形,同步肌电图上显示屈肌-伸肌同步收缩;② 姿势时,右上肢可见有 4 Hz 左右的震颤波形,同步肌电图上显示屈肌-伸肌交替收缩;③ 负重时,右上肢可见有 4 Hz 左右及 7.5 Hz 左右的震颤波形,同步肌电图上显示屈肌-伸肌交替收缩。

眼科检查见周边角膜出现 3 mm 棕色条带,考虑角膜 K-F 环(图 6-1)。基因检测:*ATP7B* 基因 8 号外显子存在 c.2333G > T,p. Arg778Leu 的致病突变,10 号外显子 c.2549C > T,p. Thr850Ile 疑似致病突变位点,并存在大片段缺失重复(图 6-2)。

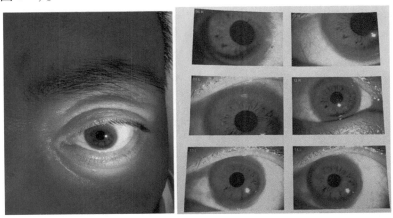

图 6-1 眼科检查结果

被检样本检测到1个致病突变位点和1个疑似致病突变位点。

检测基因	位置	变异	合子性	来源	相关疾病或表型	遗传方式	ACMG 变异分组
ATP7B NM_000053.3	外显子8	c.2333G>T p.Arg778Leu	杂合	未知	肝豆状核变性 （威尔逊氏病）	AR	PS1+PM1+PM2+PP3+PP4 致病
	外显子10	c.2549C>T p.Thr850Ile	杂合	未知			PM1+PM2+PP4+PP5 疑似致病

注：AR——常染色体隐性遗传。

检测项目：肝豆状核变性基因大片段缺失/重复检测（*ATP7B*）　　　检测方法：MLPA

检测结果：

检测项目	参考序列	检测类型	检测结果
ATP7B 基因	NM_000053.3	大片段缺失/重复	阴性

图6-2　基因检测结果

三、诊断

根据患者主要表现为静止性、姿势性和意向性震颤，右上肢肌张力增高，存在肝硬化，结合患者铜蓝蛋白降低、角膜 K-F 环及基因检测结果，诊断患者 WD 明确。

四、治疗

明确诊断后行驱铜治疗，方案为 D-青霉胺 125 g tid，1 周后增加至 250 g tid，2 周后增加至 375 g tid。为改善患者震颤，同时口服加巴喷丁胶囊 0.3 g tid、托吡酯片 25 mg bid、氯硝西泮片 0.5 mg bid。

五、治疗结果、随访及转归

患者 2 周后门诊随访，查体见震颤较前减轻。1 个月后电话随访，患者自述震颤较前明显改善。

讨　论

　　WD 是一种少见的常染色体隐性遗传铜代谢障碍疾病,在 1912 年首次被报道,其发病机制为 *ATP7B* 基因突变导致编码的 ATP7B 蛋白改变,血清铜蓝蛋白合成减少及排铜障碍,铜过量后沉积在组织器官中,可累及肝脏、神经系统、肾脏、血液系统及骨关节等,出现相应的临床症状和体征。H1069Q 是中欧、东欧和北欧患者中最常见的 *ATP7B* 突变,这些国家 50% ~ 80% 的 WD 患者至少携带一个 H1069Q 等位基因,亚洲最常见的突变类型为 p. R778L (c. 2333G > T),占 30% ~ 50%。WD 在各年龄段均可发病,多数在 5 ~ 35 岁。WD 最常受累的是肝脏和神经系统,肝脏受累可表现为严重程度不等的肝损伤。神经精神症状多见于 10 ~ 30 岁起病的患者,常见的症状主要包括:① 肌张力障碍;② 震颤;③ 肢体僵硬和运动迟缓;④ 精神行为异常;⑤ 癫痫等其他少见的神经症。还有一些患者可能会有骨关节病、心肌损害、肾脏疾病等。本例患者以多样性震颤起病,有长期的酗酒史。在前期,患者饮酒后震颤可减轻,对诊断造成了迷惑,随着症状的发展以及检查的逐渐完善,结合患者典型的 K-F 环体征及降低的铜蓝蛋白,最终考虑诊断为 WD,在此基础上为患者完善基因检测,明确患者为 *ATP7B* 基因突变的 WD。临床中肝豆状核变性不多见,临床表现多样,故误诊率较高。根据国内 2021 年肝豆状核变性的诊断与治疗指南,WD 诊断要点包括如下四点:① 神经和(或)精神症状;② 原因不明的肝脏损害;③ 血清铜蓝蛋白降低和(或)24 小时尿铜升高(Ⅰ级推荐,B 级证据);④ 角膜 K-F 环阳性(Ⅰ级推荐,B 级证据);⑤ 经家系共分离及基因变异致病性分析确定患者的 2 条染色体均携带 *ATP7B* 基因致病变异(Ⅰ级推荐,B 级证据)。符合(①或②)+(③和④)或(①或②)+⑤时均可确诊 WD;符合③+(④或⑤)但无明显临床症状时则诊断为 WD 症状前患者;符合前 3 条中的任何 2 条,诊断为可能的 WD,需要进一步追踪观察,建议进行 *ATP7B* 基因检测,以明确诊断。本例患者符合以上 5 条诊断标准,因此诊断 WD 明确。指南为临床诊断提供了很好的帮助,有助于提高临床诊断的准确性。

　　对于临床诊断的 WD 要坚持早期治疗,终身治疗,终身监测。患者应避免进食含铜量高的食物,如巧克力、坚果、蘑菇及贝类等。药物方面,国内外指南均推荐 D-青霉胺作为一线治疗用药,并且建议小剂量逐步加量给药以提高患者对青霉胺的耐受性。起始剂量一般为 250～500 mg/d,每 4～7 天增加 250 mg,直至 750～1500 mg/d,分 2～3 次口服。推荐餐前 1 小时或餐后 2 小时口服,避免食物对药物吸收的影响,维持剂量为 15 mg/(kg·d)。24 小时尿铜可动态监测青霉胺的疗效及患者的依从性。国内外指南同时提出,因青霉胺会干扰维生素 B_6 的活性,故治疗中需常规补充维生素 B_6(25～50 mg/d)。在患者使用过程中需要注意青霉胺的不良反应,约30%的患者因严重不良反应而最终停药。过敏反应主要发生在用药的第 1～3 周,表现为发热、皮疹、淋巴结肿大,外周血中性粒细胞和血小板减少以及蛋白尿。迟发的不良反应包括中毒性肾损害(通常表现为蛋白尿或尿中出现红细胞和白细胞)、红斑狼疮样综合征、肺出血-肾炎综合征以及皮肤毒性反应,常需立即停用青霉胺。

除青霉胺以外,还包括锌剂、曲恩汀、二巯基丙磺酸钠等治疗药物,锌剂毒性低、不良反应少,但是起效慢。因此,国内外指南推荐将锌剂用于神经型患者或者无症状 WD 患者的一线治疗以及普通患者的维持治疗。曲恩汀价格相对昂贵,至今尚未进入中国大陆地区市场。我国特有的强排铜药二巯基丙磺酸钠,具有水溶性好以及高效低毒等特点,排铜机制在于其含有 2 个巯基,平均排铜作用是青霉胺的 3 倍,是治疗神经型以及暴发型等重症 WD 患者的理想选择。推荐用法为 5 mg/kg 加入 10% 葡萄糖溶液 250 mL 中静脉滴注,每日 1 次,6 天为 1 个疗程,休息 2 天后可以进行第 2 个疗程,总疗程 7～9 周。脾脏肿大和全血细胞减少症在 WD 中很常见,而脾切除术是脾肿大和相关全血细胞减少症的常规治疗之一,但据报道,脾切除治疗脾功能亢进导致 WD 患者严重的精神和神经症状恶化,故此治疗方法尚有争议,目前不作为常规推荐。对于肌肉僵硬、痉挛和帕金森样症状,一般建议对症治疗,包括使用巴氯芬、抗胆碱能药(苯海索)、γ-氨基丁酸拮抗剂、左旋多巴、A 型肉毒毒素等。WD 患者的脑组织也存在不同程度的线粒体损伤,使用线粒体保护剂对减轻脑组织损伤可能有一定辅助治疗作用。目前临床常用的线粒体损伤保护剂主要有辅酶 Q 和丁基苯酞。本例患者诊断明确,并以多样性震颤为主要表现,所以在给予其驱铜及对症治疗后,患者获益明显。

总　结

本病例提示我们在临床工作中对于不同起病形式的 WD 应该有更充分的认识，针对有原因不明的肝病表现、神经症状（尤其是锥体外系症状）和（或）精神症状的患者，应考虑 WD 的可能性，尽早干预。

（金宏　陈静　毛成洁　刘春风）

【参考文献】

[1] BULL P C, THOMAS G R, ROMMENS J M, et al. The Wilson disease gene is a putative copper transporting P-type ATPase similar to the Menkes gene[J]. Nat Genet, 1993,5(4):327－337.

[2] PETRUKHIN K, FISCHER S G, PIRASTU M, et al. Mapping, cloning and genetic characterization of the region containing the Wilson disease gene[J]. Nat Genet, 1993,5(4):338－343.

[3] FERENCI P. Regional distribution of mutations of the ATP7B gene in patients with Wilson disease：impact on genetic testing[J]. Hum Genet, 2006,120(2):151－159.

[4] DONG Y, WANG R M, YANG G M, et al. Role for biochemical assays and Kayser-Fleischer rings in diagnosis of Wilson's disease[J]. Clin Gastroenterol Hepatol, 2021,19(3):590－596.

[5] ZHANG Y, YU H, BAO W,et al. A cephalometric study in patients with Wilson's disease[J]. J Clin Neurosci, 2019,67:105－108.

[6] FACTOR S M, CHO S, STERNLIEB I, et al. The cardiomyopathy of Wilson's disease. Myocardial alterations in nine cases[J]. Virchows Arch A Pathol Anat Histol, 1982,397(3):301－311.

[7] AZIZI E, ESHEL G, ALADJEM M. Hypercalciuria and nephrolithiasis as a presenting sign in Wilson disease[J]. Eur J Pediatr, 1989,148(6):548－549.

[8] 中华医学会神经病学分会神经遗传学组. 中国肝豆状核变性诊治指南 2021 [J]. 中华神经科杂志, 2021, 54(4): 310－319.

[9] GIBBS K, WALSHE J M. Penicillamine and pyridoxine requirements in man[J]. Lancet, 1966,1(7430):175－179.

［10］ European Association for Study of Liver. EASL clinical practice guidelines：Wilson's disease［J］. J Hepatol, 2012,56(3)：671－685.

［11］ 何光远，韩咏竹，杨任民. 二巯基丁二酸治疗肝豆状核变性的临床评价［J］. 脑与神经疾病杂志, 1998,6(4)：219－221

［12］ 刘睿,杨文明,董文文,等. 脑保护治疗在肝豆状核变性临床治疗中的地位［J］. 中西医结合心脑血管病杂志,2017,15(24)：3133－3136.

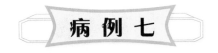

肺动静脉瘘致青年栓塞性卒中

肺动静脉瘘（pulmonary arteriovenous fistula，PAVF）是一种临床少见的血管畸形，指肺动脉不经过毛细血管网而与肺静脉直接相通，形成瘘管或瘤样病变。栓子通过此异常通道进入体循环引起栓塞事件成为反常栓塞。肺动静脉瘘造成的反常栓塞是青年缺血性卒中少见的病因，易被漏诊。现报道一例我院收治的肺动静脉瘘所致青年栓塞性卒中患者，以期提高临床医生对本病的认识。

临床资料

一、一般资料

患者男性，19 岁，因"突发头晕伴右侧肢体无力 3 天"于 2020 年 6 月 14 日就诊于神经内科。患者入院 3 天前下午 3 时打篮球时突发头晕、右侧肢体无力，伴胸闷，持续数分钟后缓解，至夜间 9 时再次出现右侧肢体无力，伴口周麻木，第二天晨起后症状无明显改善，至当地医院就诊，查头颅 MRI 示左侧小脑半球及左侧脑桥新发梗死（图 7-1）。头颅 CTA 示右侧大脑后动脉起始段、右侧小脑上动脉起始段重度狭窄。为进一步诊治，转至我院收住我科。既往史、个人史、家族史无特殊。

入院查体：血压 107/63 mmHg，双肺听诊呼吸音清，心率 61 次/分，律齐，无杂音。神志清楚，言语流利，双侧瞳孔等大等圆，直径 2.5 mm，对光反射灵敏，双侧鼻唇沟对称，伸舌居中，颈软，右侧肢体肌力 4⁺ 级，左侧肢体肌力 5

级,四肢肌张力正常,双侧腱反射对称存在,双侧深浅感觉对称存在,右侧指鼻试验完成欠佳,双侧病理征阴性。

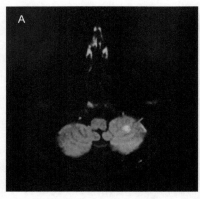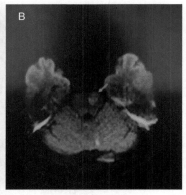

A:左侧小脑半球新发梗死灶;B:左侧脑桥及左侧小脑半球新发梗死灶。

图7-1 患者头颅MRI成像

二、辅助检查

入院完善血常规、凝血全套、蛋白C/S、生化全套、同型半胱氨酸、自身抗体、抗中性粒细胞胞浆抗体、抗心磷脂抗体、甲状腺功能全套、男性肿瘤指标全套、输血前检查,结果均在正常范围。全脑血管造影未发现颅内血管病变。常规心电图、24小时动态心电图未发现心律失常。经胸心脏彩色超声未发现心脏瓣膜病、心房心室异常。经颅多普勒超声发泡试验监测双侧大脑中动脉,结果可见平静呼吸及Valsalva动作时均出现大量栓子信号,呈"雨帘状"(图7-2)。经食道心脏超声未发现卵圆孔未闭、房间隔缺损等异常。双下肢血管彩超未发现静脉血栓形成。胸部CT平扫示右肺中叶异常结节影,考虑血管畸形。完善肺动脉CTA示右肺中叶动静脉瘘(图7-3中红圈示),供血动脉为肺动脉分支(直径4 mm),引流至肺静脉(图7-3)。患者症状完全好转后至外院行肺动静脉瘘栓塞治疗,1年后随访胸部CT正常,无卒中复发。

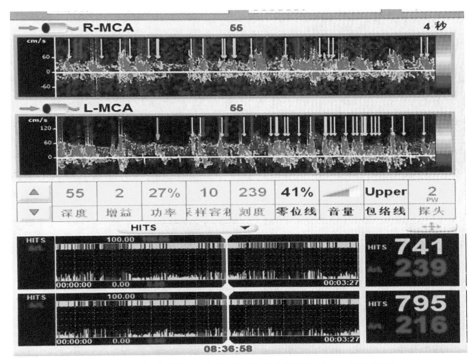

图 7-2　经颅多普勒超声发泡试验监测双侧大脑中动脉结果

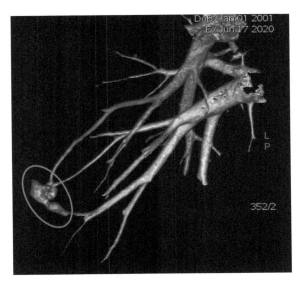

图 7-3　肺动脉 CTA 结果

三、诊断与鉴别诊断

患者青年男性,以突发头晕伴右侧肢体无力为主要表现,查体示右侧肢体肌力下降,右侧指鼻试验完成欠佳。头颅 MRI 示左侧小脑半球及左侧脑桥新发梗死灶,定位于左侧小脑后下动脉、左侧小脑上动脉及基底动脉脑桥旁正中支不同分支供血区,定性为缺血性脑血管病。患者无常见脑血管病危险因素,全脑血管造影未发现动脉硬化斑块、动脉夹层、颈动脉蹼等病变,血液学检查未发现可能的致病因素,常规心电图及 24 小时动态心电图检查未发现心律失常,经胸心脏超声未发现器质性心脏病变。发病病因排除大动脉粥样硬化型和心源性栓塞。患者经颅多普勒超声发泡试验阳性,提示存在引起反常栓塞的右向左分流。经食道心脏超声结果排除了心内分流,胸部 CT 提示存在肺内分流,肺动脉 CTA 证实了存在肺动静脉瘘,最终诊断为肺动静脉瘘所致脑栓塞。

四、治疗

患者入院后予阿司匹林 100 mg 联合氯吡格雷 75 mg 抗血小板聚集治疗。明确患者为肺动静脉瘘所致缺血性卒中后,建议患者行介入栓塞治疗。但患者家属考虑到患者近期即将参加高考,故暂缓介入手术,治疗方案调整为利伐沙班 10 mg。

五、治疗结果、随访及转归

患者出院时右侧肢体肌力已恢复正常。高考结束后,患者至外院行肺动静脉瘘介入栓塞治疗。1 年后随访胸部 CT 正常,无卒中复发。

讨 论

肺动静脉瘘是肺动脉不经过毛细血管网而与肺静脉直接相通形成的瘘管或瘤样病变。其发生率为(2~3)/10 万人。80% 以上的患者是先天发育异常所致,多伴有遗传性出血性毛细血管扩张症,其他因素包括创伤、感染、二尖瓣狭窄等。根据形态特征,肺动静脉瘘可分为:① 囊状肺动静脉瘘,包括单纯型和复杂型,单纯型病灶呈瘤样扩张,有一条供血动脉和一条引流静脉,此型最常见;复杂型病灶亦呈瘤样扩张,但常有分隔,有多条供血动脉和引流静脉;② 弥漫型肺小动静脉瘘,病灶呈散在多发的微小动静脉瘘,此型少见。临床表现主要取决于瘘的大小、数量及右向左分流量的多少。大多数患者无症状,右向左分流量较大时可出现呼吸困难、发绀、杵状指等表现。与肺动静脉瘘相关的神经系统并发症主要包括短暂性脑缺血发作、缺血性卒中、偏头痛、癫痫、脑脓肿等,其中缺血性卒中的发病率为 10% ~ 18%。本病的栓子来源主要包括:① 下肢或盆腔静脉血栓栓子导致的栓塞;② 瘘管内血栓形成导致的栓塞;③ 红细胞增多症引起的血栓或栓塞。

胸部 X 线或胸部 CT 因其简单易行可作为肺动静脉瘘的初筛方法。肺动脉造影是诊断肺动静脉瘘的金标准,可准确提供病灶及其相关血管的部位、数量及大小,但因其有创且存在并发症风险,不推荐常规用于单纯诊断。随着仪器设备的进步,多层螺旋增强 CT 及 CTA 不仅可发现较小病灶,对于外周及复杂型肺动静脉瘘的判读更为精确,还能显示病灶相应血管,且具有无创特点,逐渐成为诊断肺动静脉瘘的常规检查。

与卵圆孔未闭(patent foramen ovale, PFO)类似,肺动静脉瘘同样存在右向左分流通道。需要注意的是,肺动静脉瘘供血动脉和引流静脉之间无明显的压力差,又缺少肺部毛细血管的过滤作用,来自静脉及右心系统的血栓等物质可以持续经此通道进入左心系统和体循环。因而在经颅多普勒超声发泡试验中表现为微栓子信号出现时间迅速、持续时间较长、持续分流、分流量为中量至大量、相对不受 Valsalva 动作影响等特点。而 PFO 与之不同,正常情况下左心压力远大于右心压力,静脉及右心系统的血栓等物质不易经此通道进入左心。只有当 PFO 较大或左右心压力差反转时才会出现右向左分流。因此,在经颅多普勒超声发泡试验中 PFO 通常表现为平静呼吸时分流量小甚至无分流,Valsalva 动作后较平静呼吸时分流量增加等特点。

肺动静脉瘘相关卒中的二级预防方案与供血动脉直径相关。供血动脉直径≥3 mm 的肺动静脉瘘发生反常栓塞的风险较大,推荐血管内介入或外科手术治疗。对于供血动脉直径 <3 mm 的肺动静脉瘘,目前国内外指南并无明确推荐。一项美国的回顾性研究表明,肺动静脉瘘相关卒中患者多选择抗凝治疗,当合并遗传性出血性毛细血管扩张症等出血高危因素时,选择抗血小板聚集治疗是更合适的。

总 结

对于青年不明原因栓塞性卒中要高度重视反常栓塞,注意病因筛查。经颅多普勒超声发泡试验静息状态下监测到大量右向左分流且不受 Valsava 动作影响时,除了考虑较大 PFO,应高度警惕肺动静脉瘘。当经食道超声排除 PFO 后,若高度怀疑肺动静脉瘘,建议行肺动脉 CTA 检查。

(王辰涛 庄圣 尤寿江 曹勇军)

【参考文献】

[1] PICK A, DESCHAMPS C, STANSON A W. Pulmonary arteriovenous fistula: presentation,diagnosis,and treatment [J]. World J Surg,1999,23(11): 1118 – 1122.

[2] 王丹凤,徐俊. 肺动静脉瘘与缺血性卒中[J]. 中国卒中杂志,2019,14(2):175 – 177.

[3]《中华儿科杂志》编辑委员会,中华医学会儿科学分会呼吸学组肺血管疾病协作组,中华医学会儿科学分会呼吸学组弥漫性肺实质/肺间质性疾病协作组. 儿童先天性呼吸系统疾病分类建议[J]. 中华儿科杂志,2018,56(4):247 – 260.

[4] 孙葳,周知,孙丽丽,等. 反常栓塞导致以隐源性卒中为首发表现的肺动静脉畸形的诊治[J]. 中华神经科杂志,2012,45(6):409 – 413.

[5] 孙葳,杨敏,要雅君,等. 肺动静脉畸形右向左分流的对比增强经颅多普勒超声检测特点[J]. 中华神经科杂志,2017,50(3):195 – 200.

[6] 杨锦珊,陈梨花,饶照增,等. 肺动静脉瘘相关性脑梗死的临床特点[J]. 中华神经科杂志,2021,54(5):455 – 462.

[7] CONTEGIACOMO A, DEL CIELLO A, RELLA R,et al. Pulmonary arteriovenous malformations: what the interventional radiologist needs to know [J]. Radiol Med, 2019,124(10):973 – 988.

[8] TOPIWALA K K, PATEL S D, PERVEZ M,et al. Ischemic stroke in patients with pulmonary arteriovenous fistulas [J]. Stroke, 2021,52(7):e311 – e315.

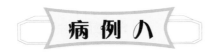

脑淀粉样血管病相关炎症

脑淀粉样血管病相关炎症（cerebral amyloid angiopathy-related inflammation，CAA-ri）是一种与免疫反应相关的脑淀粉样血管病（cerebral amyloid angiopathy，CAA）亚型，病理特征是β-淀粉样蛋白（Aβ）沉积小动脉合并血管周围或透壁炎症。CAA-ri 的临床和影像学表现多样，最典型的表现是亚急性认知障碍、头痛、癫痫发作、局灶神经缺损体征等临床症状合并头颅 MRI 上非对称性白质高信号病灶。随着其临床影像诊断标准的提出，CAA-ri 的临床识别率逐渐升高。现介绍一例我院收治的 CAA-ri 患者，以期提高临床医生对本病的认识。

临床资料

一、一般资料

患者女性，69 岁，农民，因"发作性头痛 5 年余"于 2021 年 11 月 9 日就诊于神经内科。患者 5 年余前出现头痛，多位于双侧前额、后枕部，呈胀痛，每次持续近半小时后缓解，每天发作 3 ~ 4 次，发作时偶有头晕、视物模糊及恶心，当时未予重视。3 年前患者就诊于医院 A，行头颅 MRI 示左颞叶、枕叶及右侧顶枕叶异常散在出血灶，考虑病毒性脑炎或血管炎性病变可能，增强扫描未见明显异常强化灶（影像已丢失），查红细胞沉降率 51 mm/h，考虑诊断为脱髓鞘脑病，予止痛等对症治疗后好转出院。半年后患者头痛反复发作，伴记忆力减退，于 2021 年 6 月 6 日就诊于医院 B，完善头颅 CT，结果示双侧额顶枕颞叶、放射冠区、基底节区、侧脑室旁见多发斑片状低密度灶,右侧侧脑室变窄,中线向左偏移(图8-1),为进一步诊治再次就诊于医院A,行头颅MRI示双侧额顶枕颞叶、放射冠区、基底节区、侧脑室旁见多发斑片状T2WI/ADC/FLAIR高、T1WI等/低、DWI等信号灶,右侧侧脑室变窄,中线向左偏移(图8-2),未予特殊处理。2021年10月15日,患者于我院神经外科就诊,完善头颅MRI,示双侧大脑半球见斑点状各序列低信号,双侧额顶枕颞叶、放射冠区、基底节区、侧脑室旁见多发斑片状T2WI/ADC/FLAIR高、T1WI等/低、DWI等信号灶,右侧侧脑室变窄,中线向左偏移,脑沟及脑裂未见明显增宽,脑室系统未见明显扩张,增强扫描未见明显异常强化(图8-3),考虑诊断脑淀粉样血管病,予抗血小板聚集、降血压及脱水治疗后好转出院。数天后患者头痛再发,为进一步诊治就诊于我科。病程中患者食欲睡眠可,二便如常,体重未见减轻。

患者有高血压病史30余年,现服用硝苯地平缓释片20 mg/d,血压控制欠佳,维持于160/80 mmHg左右。糖尿病病史1年,现服用格列齐特缓释片30 mg bid,血糖控制尚可。肾小球肾炎多年,现偶有下肢轻度凹陷性浮肿。脑梗死病史8年,曾于医院A住院治疗,行头颅MRI示左侧颞枕叶T2/DWI高信号、T1稍低信号灶(图8-4)。个人史及家族史无特殊。

入院查体:血压152/89 mmHg,神志清楚,精神尚可,口齿清晰,对答流利切题,双侧瞳孔等大等圆,直径2.5 mm,对光反射灵敏,双侧鼻唇沟对称,伸舌居中,双上肢肌力5级,双下肢肌力4级,四肢肌张力基本正常,深浅感觉无明显异常,双侧指鼻试验、跟膝胫试验稳准,闭目难立征阴性,脑膜刺激征阴性,双侧病理征阴性。MMSE得分12分,MoCA评分无法配合。

二、辅助检查

生化全套、血脂四项:甘油三酯19.22 mmol/L(↑),总胆固醇8.86 mmol/L(↑),极低密度脂蛋白7.46 mmol/L(↑),尿酸639 μmol/L(↑),肌酐97 μmol/L(↑),尿素9.1 mmol/L(↑)。凝血系列:D-二聚体1.24 μg/mL(↑)。尿常规:尿蛋白(+++),尿隐血(+),白细胞17/μL。女性肿瘤常规全套:铁蛋白287.00 ng/mL(↑);血常规、肝肾功能、糖化血红蛋白、风湿组合、输血前检查、抗核抗体谱、抗心磷脂抗体、抗中性粒细胞胞质抗体(ANCA)未见明显异常。脑脊液压力200 mmH₂O,脑脊液常规及墨汁染色未见异常,脑脊液生化示总蛋白1 297 mg/L(↑)。外送脑脊液及血清自身免疫性脑炎抗体、中枢神经系统脱髓鞘、副肿瘤性神经综合征谱系、寡克隆区带均阴性。治疗后脑脊液压力 190 mmH$_2$O,脑脊液常规未见异常,脑脊液总蛋白 254 mg/L。

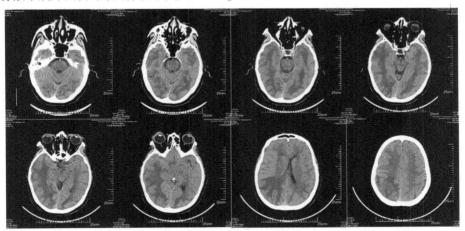

图 8-1　头颅 CT 影像(2021-06-06,医院 B)

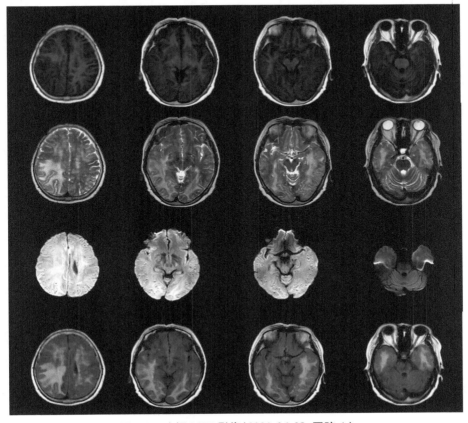

图 8-2　头颅 MRI 影像(2021-06-28,医院 A)

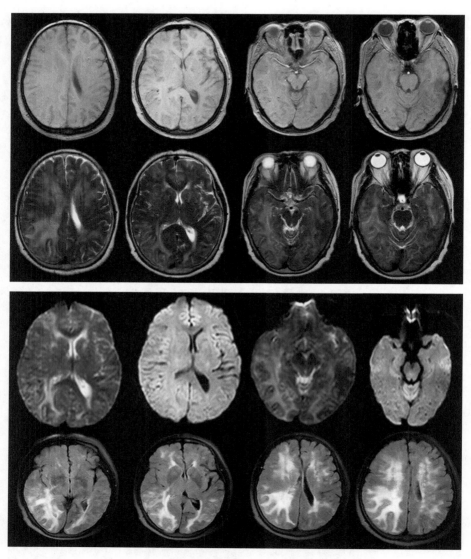

图 8-3 头颅 MRI 影像(2021-10-15,我院)

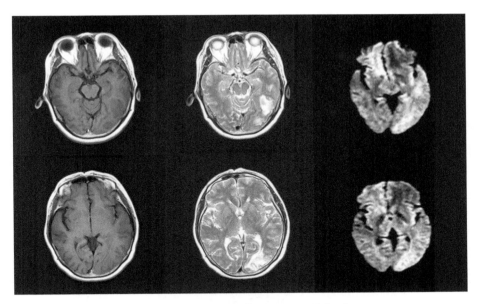

图 8-4 头颅 MRI 影像（2013-04，医院 A）

三、诊断与鉴别诊断

患者 69 岁女性，以头痛、记忆力下降为主要症状，MRI 示颅内多发非对称性广泛白质异常信号灶以及 SWI 大量微出血病灶，且基本排除肿瘤、感染、脱髓鞘等病因，故考虑诊断 CAA-ri。

诊断时须与以下疾病鉴别。

（1）可逆性后部脑病综合征：急性或亚急性起病，可表现为头痛、癫痫等症状，但可逆性后部脑白质病变多见于恶性高血压及妊娠子痫、严重肾脏病及器官移植接受免疫抑制治疗的患者，主要累及枕叶及后顶颞叶的皮下白质，具有可逆性的良性病程。

（2）恶性肿瘤性疾病：如原发性神经系统淋巴瘤、癌性脑膜炎等。

（3）感染性疾病：急性播散性脑脊髓炎多发生于儿童，为首次发生的多灶受累的脱髓鞘病变，可有精神行为及意识改变，激素治疗后症状及 MRI 表现多有好转。

四、治疗

治疗上予甲泼尼龙冲击治疗后序贯减量，用法为 500 mg/d×3 d，250 mg/d×3 d，120 mg/d×5 d，60 mg/d×5 d。出院时泼尼松用量从 40 mg qd 起，每周减 5 mg，减至 20 mg 时门诊复诊，同时辅以护胃、补钾、补钙等治疗。

五、治疗结果及转归

治疗后患者头痛症状缓解,治疗后第10天复查MRI可见双侧大脑半球见斑点状各序列低信号,双侧额顶枕颞叶、放射冠区、基底节区、侧脑室旁见多发斑片状 T2WI/ADC/FLAIR 高、T1WI 等/低、DWI 等信号灶,右侧侧脑室变窄,中线向左偏移,SWI 序列可见颅内多发微出血,颅内水肿较前好转(图8-5),激素治疗第14天复查腰穿示脑脊液蛋白下降至正常。

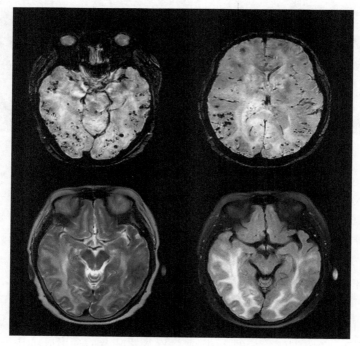

图 8-5 头颅 MRI 复查影像(2021-11-22,我院,治疗后)

讨 论

脑淀粉样血管病是 β-淀粉样蛋白(Aβ)沉积在大脑皮质、软脑膜小动脉所导致的一种老龄相关脑小血管疾病,依据临床表型可分为 CAA 相关脑出血、CAA 相关认知障碍和 CAA-ri,CAA-ri 与 CAA 相关脑出血、认知障碍相比,其发病年龄更早、出血性影像学标志物更多见。

CAA-ri 的主要病理特征是 Aβ 沉积小动脉合并血管周围或透壁炎症,主要分为 2 种亚型:非破坏性血管周围炎症(ICAA),跨壁或壁内炎症(ABRA)。其主要发病机制是自身免疫系统对 Aβ 沉积的炎症反应。CAA-ri 症状多样,国外某文献集选入 104 篇文献,纳入共 213 例经病理证实的 CAA-ri 患者,经分析得知,其平均发病年龄为 67 岁,男性发病率略高(55%),其主要症状为认知功能下降、癫痫、头痛、意识障碍/改变、神经系统缺损体征及视觉障碍/错乱。CAA-ri 患者可能伴随红细胞沉降率、C 反应蛋白升高,*APOE ε4* 等位基因突变可能是 CAA-ri 的危险因素,故 CAA-ri 患者可能出现脂代谢异常,超过 80% 的患者脑脊液蛋白增加,44% 的患者脑脊液细胞增多,CAA-ri 患者脑脊液中抗 Aβ 抗体在急性期增加,经糖皮质激素治疗后抗体水平下降,提示抗 Aβ 抗体可作为生物标志物用于诊断和监测治疗效果。

早期诊断 CAA-ri 比较困难,病理活检是确诊 CAA-ri 的金标准。2011 年 Chung 等首次提出 CAA-ri 诊断标准,此后 2016 年再次更新了有关可能的 CAA-ri 诊断标准:① 年龄≥40 岁;② 存在头痛、意识水平下降、行为改变、局灶性神经体征、癫痫(可慢性、急性或亚急性起病)中至少 1 项临床表现,这些临床表现并非直接由急性脑出血引起;③ MRI 提示单发或多发白质高信号病灶,呈非对称性并快速延伸至皮质下白质,病灶并非既往脑出血所致;④ 存在≥1 处皮质或皮质下出血性病灶,包括脑出血、脑微出血、皮质表面铁沉积;⑤ 排除肿瘤、感染及其他病因。

CAA-ri 的治疗目前尚无统一标准。研究表明,经验性的高剂量类固醇皮质激素联合或不联合免疫抑制治疗可以减轻患者的症状和影像学异常,并可以改善 CAA-ri 的预后,同时对复发患者有效,但目前认为是否联合免疫治疗对疾病的预后无明显的影响。常用的免疫抑制剂有环磷酰胺、硫唑嘌呤、甲氨蝶呤、免疫球蛋白等。CAA-ri 患者免疫治疗时程尚不确定。国内一项针对 CAA-ri 患者临床特征的回归性分析发现,CAA-ri 患者的良好预后与脑脊液蛋白<1 000 mg/L 且接受免疫抑制治疗呈正相关。

总 结

CAA-ri 是 CAA 的一种少见类型,当临床患者出现头痛、局灶神经功能体征等其他功能障碍,MRI 伴有白质病变、SWI 序列提示多发微出血时,应该警惕其是否为 CAA-ri。单一激素治疗或激素联合免疫抑制剂可改善患者症状,同时一定程度上改善患者预后。

（郭成伟　王瑞　张霞　曹勇军）

【参考文献】

[1] ENG J A, FROSCH M P, CHOI K, et al. Clinical manifestations of cerebral amyloid angiopathy-related inflammation[J]. Ann Neurol,2004,55(2):250-256.

[2] KINNECOM C, LEV M H, WENDELL L, et al. Course of cerebral amyloid angiopathy-related inflammation [J]. Neurology, 2007, 68(17):1411-1416.

[3] CHUNG K K, ANDERSON N E, HUTCHINSON D, et al. Cerebral amyloid angiopathy related inflammation:three case reports and a review[J]. J Neurol Neurosurg Psychiatry, 2011, 82(1): 20-26.

[4] AURIEL E, CHARIDIMOU A, GUROL M E, et al. Validation of clinicoradiological criteria for the diagnosis of cerebral amyloid angiopathy-related inflammation [J]. JAMA Neurol, 2016,73(2):197-202.

[5] 苏娅, 付佳玉, 谭海波, 等. 脑淀粉样血管病相关炎症的临床特征分析[J]. 中华神经科杂志, 2021, 54(10):1001-1008.

[6] WU J J, YAO M, NI J. Cerebral amyloid angiopathy-related inflammation:current status and future implications[J]. Chin Med J(Engl), 2021,134(6):646-654.

[7] COROVIC A, KELLY S, MARKUS H S. Cerebral amyloid angiopathy associated with inflammation:a systematic review of clinical and imaging features and outcome[J]. Int J Stroke, 2018,13(3): 257-267.

[8] CALDAS A C, SILVA C, ALBUQUERQUE L, et al. Cerebral amyloid angiopathy associated with inflammation:report of 3 cases and systematic review[J]. J Stroke Cerebrovasc Dis, 2015,24(9): 2039-2048.

[9] ANTOLINI L, DIFRANCESCO J C, ZEDDE M, et al. Spontaneous ARIA-like events in cerebral amyloid angiopathy-related inflammation[J]. Neurology, 2021,97(18): e1809-e1822.

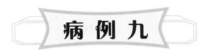

舞蹈症-棘红细胞增多症

舞蹈症-棘红细胞增多症(chorea-acanthocytosis)是神经棘红细胞增多症的最常见亚型,约占1/3,主要由9号染色体上*VPS13A*基因突变引起。舞蹈症-棘红细胞增多症多成人起病,临床上主要表现为口面部不自主运动、肢体舞蹈症以及肌张力障碍、抽动症、帕金森样表现等锥体外系症状,以及构音障碍、进食困难、步态不稳、唇舌自咬伤、癫痫、痴呆和神经精神症状。现报道一例*VPS13A*基因复合杂合突变的舞蹈症-棘红细胞增多症患者,旨在提高临床医生对本病的认识,减少误诊和漏诊。

临床资料

一、一般资料

患者男性,39岁,汽车维修工,因"面部、躯干及四肢不自主运动1年余,咬舌加重1月余"于2021年4月21日就诊于神经内科。患者1年前受精神刺激后开始出现不自主咬舌、咬伤颊黏膜,吐字笨拙,伴摇头耸肩,并出现行走时下肢步态颠簸,上下楼梯及非平坦地面行走时易跌倒,情绪激动或紧张时加重,平静状态及入睡前减轻,无肢体麻木,无吞咽困难,无饮水呛咳,无认知功能减退,当地医院诊断考虑"肌张力障碍",予氟哌啶醇、巴氯芬等治疗后改善不佳。1个月前,患者症状加重,不自主咬伤舌后部及颊黏膜,伴舌体溃疡,进食时将食物外推,并有口齿不清伴行走不稳,遂至我院就诊。病程中,患者精神差,家属诉其有自杀念头,食纳欠佳,夜间睡眠差,大小便正常,近6个月体重未监测。父母体健,否认近亲结婚,独生子。

入院查体:神志清楚,营养中等,双侧瞳孔等大,直径 2.0 mm,对光反射灵敏,眼球各方向活动正常,构音障碍,口周不自主运动,喉部发声,舌体后部继发性溃疡(图9-1),咽反射减弱。双上肢不自主耸肩,双下肢不自主抽动,四肢肌力5级,四肢肌张力正常,双侧肱二头肌反射对称存在,双侧膝反射、跟腱反射未引出。躯干及四肢深浅感觉对称存在。行走协调性差,颈软无抵抗,脑膜刺激征阴性,双侧病理征阴性。

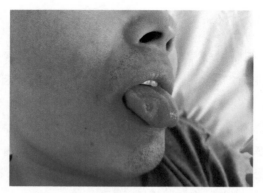

图9-1 患者因反复咬舌所致舌部溃疡

二、辅助检查

患者凝血功能、肝肾功能、电解质、甲状腺功能、同型半胱氨酸、叶酸、维生素 B_{12}、输血前检查(乙肝、丙肝、梅毒、HIV)、男性肿瘤全套、铜蓝蛋白、红细胞沉降率、抗核抗体谱、ANCA 未见明显异常。心肌酶谱:肌酸激酶891.7 U/L(正常24～195 U/L)、乳酸脱氢酶269.1 U/L(正常80～245 U/L)、CK-MB 28.1 U/L(正常0～25 U/L)。外周血涂片分析见棘红细胞占16%,棘红细胞轮廓不规则,细胞呈回缩状,棘突较少,分布各异,棘突末端常呈球状(图9-2)。

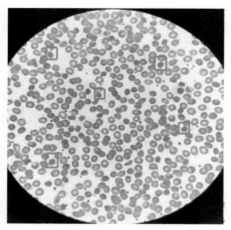

图9-2 患者外周血涂片

　　头颅 CT 未见异常；头颅 MRI 平扫见双侧侧脑室前角扩大，尾状核头部萎缩。脑电图未见异常。上下肢肌电图未见确切神经源性及肌源性损害。情绪及认知量表评估：HAMA 量表评分 13 分、HAMD 量表评分 27 分、MMSE 量表评分 27 分、MoCA 量表评分 25 分。

　　患者行基因检测见 *VPS13A* 基因两处杂合变异：*VPS13A* 基因 c.49delG（p.D17Tfs * 32），以及 c.8759C > A（p.A2920D），符合复合杂合突变。经过家系验证，其中 p.A2920D 突变为母源性变异，p.D17Tfs * 32 突变为 de novo 突变（图 9-3）。

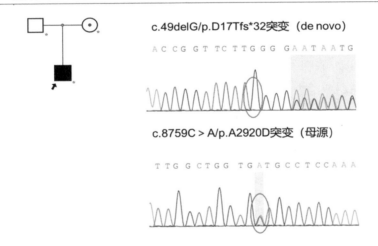

基因检测结果

该样本在舞蹈症-棘红细胞增多症相关基因 VPS13A 存在两处杂合变异。家系验证结果显示其父母均未携带 c.49delG 变异，其母携带 c.8759C>A 变异。请结合临床进一步分析。

基因	变异位点 (GRCh37/hg19)	合子型	正常人群 携带率	转录版本 基因亚区	家系验证	ACMG 变异评级	疾病信息
VPS13A	c.49delG chr9-79792665 p.D17Tfs*32	杂合 55/69 0.56	-	NM_033305.2 exon1	新生	Pathogenic	1. 舞蹈症-棘红细胞增 多症(AR)
VPS13A	c.8759C>A chr9-79985346 p.A2920D	杂合 69/62 0.47	-	NM_033305.2 exon65	母源	VUS	1. 舞蹈症-棘红细胞增 多症(AR)

该样本在外显子水平未发现明确和疾病相关的拷贝数变异致病的情况。

c.49delG/p.D17Tfs*32突变（de novo）

A C C G G T T C T T G G G G A A T A A T G

c.8759C > A/p.A2920D突变（母源）

T T G G C T G G T G A T G C C T C C A A A

图 9-3　患者家系图（箭头为患者）及基因检测结果

三、诊断与鉴别诊断

　　患者青年男性，隐匿起病，慢性进展，突出临床表现为口唇不自主呐动、咬舌吐舌、龇牙吸气、喉部发声，定位于锥体外系，尾状核及壳核受累，定性考虑遗传性疾病。患者入院后查外周血涂片可见棘红细胞占 16%，完善基因检测

证实其存在 *VPS13A* 基因两处杂合变异,经家系验证,证实舞蹈症-棘红细胞增多症诊断。

四、治疗及转归

本病属于神经系统遗传性疾病,目前无特效疗法,以对症治疗为主。患者入院后予安坦 2 mg bid、氟哌啶醇片 3 mg tid、氯硝西泮片 2 mg qd、阿普唑仑片 0.4 mg bid、氘丁苯那嗪 6 mg qd + 12 mg 12N 以及维生素 E 1 粒 qd 等治疗。同时加强口腔护理,心理安慰,吞咽、舌体功能练习。经治疗,患者行走不稳感较前改善,仍有口唇不自主咂动但次数明显减少,吐舌、流涎减少。长期预后情况有待进一步随访。

讨 论

神经棘红细胞增多症(neuroacanthocytosis,NA),又称 Levine-Critchley 综合征,是一种独立的锥体外系疾病。舞蹈症-棘红细胞增多症是本病最常见的类型,临床上主要表现为口面部不自主运动,咬唇癖,进食相关的肌张力障碍,肢体舞蹈样运动,癫痫发作,智能减退,认知功能障碍以及精神异常等。查体可见腱反射减弱或消失,肌张力低下和肌肉萎缩。患者血清肌酸激酶增高,头颅 MRI 可见尾状核、壳核萎缩,外周血涂片棘红细胞通常高于 3%。但一些学者认为,棘红细胞阴性不能排除本病,基因检测是诊断本病的金标准。

本例特点为:① 青年男性,缓慢起病,逐渐进展;② 口舌不自主多动,经常咬伤舌体并继发舌体口腔溃疡,流涎,言语含糊不清,行走不稳,腱反射减弱;③ 父母非近亲结婚,家族中无类似疾病患者,父亲家系和母亲家系未见其他患病者,母亲为携带者,符合常染色体隐性遗传的特点;④ 肌酸激酶增高;⑤ 患者外周血涂片查到大量棘红细胞,其父母外周血均可查到多量棘红细胞;⑥ 头颅 MRI 扫描显示尾状核萎缩;⑦ 检测 *VPS13A* 基因 c.49delG(p. D17Tfs * 32)以及 c.8759C > A(p. A2920D),符合复合杂合突变。

本病主要与其他运动障碍性疾病如肌张力障碍、亨廷顿舞蹈症、肝豆状核变性等鉴别。在排除药物、毒物因素后,可进一步行血清铜蓝蛋白、尿铜水平测定,外周血涂片,肌电图,眼底镜检查,头颅 MRI 成像,认知功能评定等帮助判断,必要时行相应的基因检测。

目前神经棘红细胞增多症的发病机制尚不清楚,可能由脂质代谢、铁代谢或线粒体功能异常所致。本病在治疗上尚无有效方案,以对症治疗为主,旨在提高患者生活质量,延长寿命。多巴胺受体阻滞剂(如氟哌啶醇)或多巴胺能耗竭剂(如丁苯那嗪)在改善运动过度及活动障碍上可能有一定疗效。大剂量维生素 E 可改变红细胞膜的流动性,可能有助于病情的改善。局部肉毒素注射可能改善局部症状。本病后期多有进食困难,常需留置胃管,必要时可考虑胃造瘘。此外,患者还可出现营养不良、误吸、肺部感染等。

总　结

临床实践中,若遇到以口周、舌部不自主运动和舞蹈样动作起病的患者,需要考虑舞蹈症-棘红细胞增多症的可能,及时行外周血涂片检查,并注意家族遗传史的询问,必要时行基因检测以明确诊断。

(李娇　毛成洁　刘春风)

【参考文献】

[1] WALKER R H, JUNG H H, DANEK A. Neuroacanthocytosis[J]. Handb Clin Neurol, 2011,100:141 – 151.

[2] LIU Y, LIU Z Y, WAN X H, et al. Progress in the diagnosis and management of chorea-acanthocytosis[J]. Chin Med Sci J, 2018,33(1): 53 – 59.

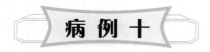

EB 病毒性脑膜脑炎继发自身免疫性
胶质纤维酸性蛋白星形细胞病

自身免疫性胶质纤维酸性蛋白星形细胞病（glial fibrillary acidic protein astrocytopathy，GFAP-A）在自身免疫性脑炎及脱髓鞘疾病中较为少见，在临床上多表现为脑炎、脑膜炎、脊髓炎和视乳头水肿的组合。GFAP-A 可由恶性肿瘤、自身免疫性疾病或中枢神经系统感染诱发。现报道一例病毒性脑炎后自身免疫性脑炎病例，其是由 EB 病毒性脑膜脑炎继发的 GFAP-A。病毒性脑炎与自身免疫性脑炎在临床表现上极为相似，但治疗方案不同。早期识别对其治疗及预后意义重大。

临床资料

一、一般资料

患者男性，59 岁，因"双手不自主抖动 10 天，意识障碍 3 天"于 2021 年 1 月 18 日就诊于神经内科。

患者 2021 年 1 月 8 日无明显诱因出现双手不自主抖动，当时未予重视，1 月 9 日因双手抖动无法自行穿衣，家属发现后带其至常熟市第二人民医院就诊。1 月 12 日患者出现高热，热峰 39 ℃，考虑诊断为中枢神经系统感染。外院予腰椎穿刺检查，示压力 250 mmH₂O，白细胞计数为 128×10^6/L，以淋巴细胞为主（占99%），总蛋白2.0 g/L。脑脊液二代测序示人类疱疹病毒 4 型（EB 病毒）DNA 阳性，序列数为 8。同时检测自身免疫性脑炎相关抗体抗谷氨酸受体(NMDA型)抗体、抗谷氨酸受体(AMPA1型、2型)抗体、抗富亮氨酸胶质瘤失活蛋白1(LGI 1)抗体、抗MOG抗体等均为阴性。外院诊断为"EB病毒感染病毒性脑膜脑炎",予抗病毒等治疗,症状无明显好转。1月15日患者出现意识障碍,呼吸费力,家属为求进一步诊治,将患者于1月18日转入我院,急诊拟以"中枢神经系统感染"收入我科。病程中,患者意识障碍逐渐加深,无二便失禁,近期体重无明显下降。

入院查体:体温38.2 ℃,血压125/78 mmHg,浅昏迷,双侧瞳孔不等,左侧直径2.0 mm,右侧直径1.5 mm,对光反射迟钝,鼻唇沟对称,伸舌不合作,颈强直,四肢肌张力正常,双侧腱反射对称引出,右侧克尼格征阳性,左侧克尼格征阴性,双侧病理征未引出。双肺呼吸音粗,可闻及散在湿啰音。

二、辅助检查

外院检查:腰椎穿刺(2021-01-10)压力250 mmH$_2$O;脑脊液常规示白细胞总数128×10^6/L,中性粒细胞百分比1%,淋巴细胞99%,潘氏试验阳性;脑脊液生化示氯化物120.00 mmol/L,脑脊液葡萄糖4.47 mmol/L,腺苷脱氨酶1 U/L,脑脊液蛋白定量2.0 g/L。脑脊液病原微生物宏基因组测序:人类疱疹病毒4型(EB病毒)DNA阳性,序列数为8。自身免疫性脑炎相关抗体谱(血液及脑脊液):抗谷氨酸受体(NMDA型)抗体、抗谷氨酸受体(AMPA1型、2型)抗体、抗富亮氨酸胶质瘤失活蛋白1(LGI 1)抗体、抗接触蛋白关联蛋白2(CASPR2)抗体、抗GABA$_B$抗体、抗二肽基肽酶6(DPPX)抗体、抗IgLON家族成员5(IgLON5)抗体、抗谷氨酸脱羧酶(GAD65)抗体、抗代谢型谷氨酸受体5(mGluR5)抗体、抗MOG抗体均为阴性。

入院完善检查:血常规示白细胞9.5×10^9/L、中性粒细胞比例83.7%、快速C反应蛋白29.9 mg/L(正常范围0~10 mg/L)。降钙素原0.066 ng/mL;凝血功能示D-二聚体6.46 μg/mL;甲功全套示三碘甲状腺原氨酸(T$_3$)0.27 nmol/L、甲状腺素(T$_4$)63.87 nmol/L、游离三碘甲状腺原氨酸(FT$_3$)3.25 pmol/L、促甲状腺激素(TSH)0.119 mIU/L、抗甲状腺球蛋白抗体(TGAb)13.12 IU/mL、甲状腺球蛋白(TG)0.07 ng/mL。体液免疫、肿瘤标志物、自身免疫抗体、维生素B$_{12}$、叶酸、输血前检查(乙肝五项、梅毒螺旋体、HIV)、T-SPOT均为阴性。

腰椎穿刺(2021-01-27):压力200 mmH$_2$O,脑脊液常规示白细胞计数3×

10^6/L、红细胞计数 8×10^6/L。脑脊液生化示脑脊液白蛋白 694.8 mg/L、脑脊液总蛋白 1 261 mg/L,脑脊液糖、氯化物正常。

腰椎穿刺(2021-01-27):压力 140 mmH$_2$O,脑脊液常规示白细胞计数 98 × 10^6/L。脑脊液生化示脑脊液白蛋白 1 173.5 mg/L、脑脊液总蛋白 1 836 mg/L。后续多次腰椎穿刺结果差异较小。

头颅 MRI(2021-01-26):脑多发异常信号灶(图 10-1)。

肌电图:双下肢神经源性损害。① 所检运动神经示左侧腓总神经未引出,右侧腓总神经 CMAP 明显减低,潜伏期延长;② 所检感觉神经示双侧腓肠神经、双侧腓浅神经未引出。肌电图静息状态下所检右侧腓肠肌、胫前肌可见插入电位延长。双侧胫神经 F 波未引出。

头颅 MRI + 颈椎、胸椎平扫(2021-02-04):与本院前片(2021-01-26)对比,脑内多发异常信号范围较前稍增大(图 10-1);C5-6 椎间盘稍突出,C6-7 椎间盘膨出,提示颈椎退行性变。

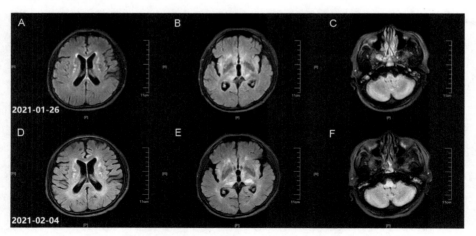

A—C:2021-01-26 MRI FLAIR 显示双侧放射冠、基底节、小脑多发异常高信号;D—F:2021-02-04 MRI FLAIR 显示上述异常信号较前加重,且 F 出现延髓异常信号。

图 10-1 患者两次头颅 MRI

外送中枢神经系统脱髓鞘抗体(2021-02-05):GFAP 抗体阳性,脑脊液滴度 1:100,血清滴度 1:10(图 10-2)。

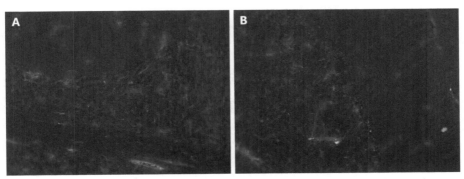

患者脑脊液（A）及血清（B）与猴小脑脑片孵育，再以FITC标记二抗，荧光显微镜下可见其脑脊液中存在星形细胞胞浆抗体。

图 10-2　患者脑脊液及血液 GFAP-IgG 染色结果（免疫荧光 ×200）

三、诊断及入院后病情变化

入院初步诊断：病毒性脑膜脑炎（EB 病毒感染），肺部感染，呼吸衰竭，高血压，甲状腺功能减退。

患者外院脑脊液二代测序明确为 EB 病毒感染，但脑脊液生化结果示蛋白含量较高，外院自身免疫性脑炎抗体谱检测为阴性，故诊断"病毒性脑膜脑炎（EB 病毒感染）"明确。

患者入院后呼吸困难加重，迅速出现呼吸衰竭，予气管插管呼吸机辅助通气。患者症状较重，入院后予更昔洛韦 0.3 g bid，地塞米松 5 mg qd 治疗。治疗 3 天后患者症状稍好转，可自主呼吸，停用地塞米松，继续抗病毒治疗，入院1 周后拔除气管插管。患者于 1 月 27 日开始出现双下肢无力，查体可见神志昏睡，双侧瞳孔等大等圆，直径 2.5 mm，颈强直，双上肢肌力 5 级，双下肢肌力4 级，四肢腱反射减低，双侧病理征阴性。肌电图检查示双下肢周围神经源性损害，脊髓 MRI 未见明显异常信号灶。患者双下肢肌力减弱逐渐加重，2 月 5日进展至 3 级。

患者两次行头颅 MRI 检查，第二次检查（2021-02-04）患者双侧基底节区、放射冠、脑干、小脑多发脱髓鞘样改变较前明显加重。考虑到患者继发脱髓鞘改变，复查腰椎穿刺时再次外送脱髓鞘抗体及脑脊液二代测序（2021-02-05），结果示 GFAP 抗体阳性：脑脊液 1∶100，血清 1∶10。因此，患者 EB 病毒脑膜脑炎继发 GFAP-A 诊断明确。随后予丙种球蛋白 0.4 mg/kg 5 天，甲泼尼龙 1 g冲击治疗 5 天，此后改为 500 mg×5 天，250 mg×7 天，120 mg×7 天，40 mg×7

天,后转为口服泼尼松片逐渐减量。

四、治疗结果、随访及转归

丙种球蛋白及激素冲击治疗3周后患者症状明显好转,神志清楚,双下肢肌力4级,遂予出院。半年后随访,患者症状缓解,四肢肌力正常,仅遗留神经源性膀胱。

讨　论

GFAP-A临床表现多为脑炎、脑膜炎、脊髓炎的组合,表现出头痛、意识障碍、认知功能下降、呼吸衰竭、肢体瘫痪、癫痫发作及周围神经损害等,是一种新型的神经系统自身免疫性疾病。影像学中以沿室管膜-侧脑室周围,中央管的线样强化为特点。其脑脊液检测可出现明显增多的白细胞,甚至 $> 50 \times 10^6/L$,包括淋巴细胞、单核细胞和多核细胞,蛋白水平常升高,严重者 $> 1\ g/L$。

GFAP抗体是2016年由Fang等首次发现的一种自身免疫性抗体,该研究总结了从1998年至2016年在Mayo诊所神经免疫实验室检测的GFAP抗体阳性的患者的发病情况,中位发病年龄42岁。GFAP-IgG位于星型胶质细胞内,可能通过 $CD8^+T$ 细胞介导的细胞免疫起作用。该抗体可出现在脑脊液或血清中,是星形胶质细胞中间丝蛋白的特异性抗体,有7种亚基。包括该研究在内的早期研究检测了 α 和 δ/ε 亚基,后续研究主要检测 α 亚基。在该研究中,16例患者中有14例患者有脑炎症状,7例患者有脊髓炎症状,8例患者有视力改变。有8例(50%)患者在发病3年内出现了肿瘤,包括前列腺癌、胃食管腺癌、骨髓瘤、黑色素瘤、结肠癌等。从出现神经系统症状到癌症诊断的中位时间间隔为3个月。有7例患者同时发现其他自身免疫性抗体阳性,包括GAD65抗体、NMDAR抗体等。GFAP-A患者的头颅及脊髓MRI成像多表现为沿室管膜-侧脑室周围,中央管的线样强化。特点是有明显的线性的血管周围增强,呈放射状向脑室方向。该分布与患者免疫组化中IgG的分布相似。

本例患者的特殊性在于患者在发病初期经过脑脊液二代测序明确为EB病毒感染,分析该GFAP抗体可能是EB病毒感染后继发产生的,即为病毒性脑炎后自身免疫性脑炎（PVEAE）。PVEAE 在临床上可能出现双向病程或单向病程，症状较为复杂，较多患者可能出现精神行为异常、癫痫发作、近事记忆障碍等。多项研究表明，病毒感染可继发自身免疫性脑炎，目前报道及我们在临床上已发现的引起自身免疫性脑炎的病毒包括人类疱疹病毒 1 型（单纯疱疹病毒 1 型）、人类疱疹病毒 2 型（单纯疱疹病毒 2 型）、人类疱疹病毒 3 型（水痘－带状疱疹病毒）、人类疱疹病毒 4 型（EB 病毒）、人类疱疹病毒 5 型（巨细胞病毒）等。有研究证实，在病毒性脑炎的病程及恢复期（1~2 个月）可出现自身免疫性脑炎抗体阳性。其发病机制可能与病毒感染后星型胶质细胞破坏，抗原暴露引起机体自身免疫过度激活有关。

目前已有文献报道单纯疱疹病毒引起 GFAP-A，但本单位报道的 EB 病毒继发的 GFAP-A 为目前国内外首次报道。值得注意的是，我们在临床上发现另外一例患者同样为 EB 病毒继发的 GFAP-A，再次证实该疾病的重要性，需要临床医生重视。另外一例患者为头痛、发热起病，入院后迅速出现意识障碍、呼吸障碍，且同时存在双下肢无力。脑脊液 EB 病毒序列数为 12，脑脊液 GFAP 抗体滴度为 1 : 3.2。头颅 MRI 示脑室周围白质多灶性斑片状 T2/FLAIR 高强度信号改变，脊髓 MRI 示 T5—T10 两侧神经根走行区见条状 T1WI 低信号、T2WI 高信号。患者病程较长，随访恢复良好，同样遗留小便障碍。本单位发现两例患者也说明在临床上我们应该重视对 EB 病毒继发的 GFAP-A 的认识和早期诊断，早期治疗对预后非常重要。在临床中，若患者出现脑、脊髓多发脱髓鞘样改变，中枢神经系统感染症状加重或新的症状，需警惕 GFAP-A 可能。

在本病例中，患者同时出现中枢神经多灶受累，多次出现新的症状及病情波动，不能排除病毒引起的免疫炎性改变或肿瘤及副肿瘤综合征。患者胸腹盆腔 CT 未见明显占位，且患者肿瘤指标正常也排除肿瘤可能。主要鉴别包括其他 MOG 脑脊髓炎、AQP-4 抗体视神经脊髓炎、抗 LGI1 脑炎、抗 NMDAR 脑炎、抗 GABA-B 受体脑炎等。MOG 脑脊髓炎多出现视神经炎、脊髓脑干多灶受累，脊髓 MRI 多可见节段、大片状病灶，易复发，本例患者 MRI 延髓部位可见异常信号，脊髓未见明显病灶，且无明显视神经受累表现。AQP-4 抗体视神经脊髓炎多有视神经及脊髓同时受累，长节段病灶，本例患者同样不符合。而抗 LGI1 脑炎、抗 NMDAR 脑炎、抗 GABA-B 受体脑炎多表现为边缘性脑炎，多为内侧颞叶受累。本例患者未见明显边缘叶受累。但临床中自身免疫性脑炎及脱髓鞘疾病症状复杂,影像学表现不尽相同,以往多依赖于医生的经验,但目前随着技术的发展,二代测序及抗体检测的普及,能够帮助我们进行早期识别和诊断。

本例患者及本单位另一例 EB 病毒脑膜脑炎继发的 GFAP-A 均出现了周围神经损害,但具体机制尚不明确。这可能是由于少部分 GFAP 也同时表达于施万细胞,进而导致周围神经受损。病理活检显示,伴有周围神经损害的 GFAP-A 患者可出现 T 细胞为主的血管周围炎症聚集,进一步提示免疫炎症反应可同时累及周围神经。激素治疗对该病引起的周围神经损害同样有效。

本病一线治疗方案为规范的丙种球蛋白及大剂量激素应用,丙种球蛋白 0.4 mg/kg 应用 5 天,甲泼尼龙 1 g 逐渐减量需 2 ~ 3 个月。本病对激素治疗较为敏感,一经诊断须尽早用药,避免脱髓鞘病变继续加重引起不可逆性损害。通过早期及规范治疗,本病预后一般良好,神经系统症状可得到一定程度改善。但需要注意的是,丙种球蛋白及激素的使用需要足量足疗程,部分患者在激素减量过程中出现复发。对复发患者可再次使用激素冲击,并加用免疫抑制剂如霉酚酸酯、硫唑嘌呤等治疗。

总　结

对于临床中出现神经系统多灶受累、脱髓鞘改变或临床症状反复的患者,需要检测 GFAP 抗体。同时更需要临床医师注意的是,在中枢神经系统感染的同时,要警惕继发 PVEAE 的可能。二代测序及自身免疫性抗体的检测在临床诊断中发挥着不可或缺的作用。

（张金茹　庄圣　李娇　张艳林　曹勇军　胡伟东）

【参考文献】

[1] SHAN F L, LONG Y M, QIU W. Autoimmune glial fibrillary acidic protein astrocytopathy: a review of the literature[J]. Front Immunol, 2018,9:2802.

[2] FLANAGAN E P, HINSON S R, LENNON V A, et al. Glial fibrillary acidic protein immunoglobulin G as biomarker of autoimmune astrocytopathy: analysis of 102 patients [J]. Ann Neurol, 2017,81(2):298 – 309.

［3］ FANG B，MCKEON A，HINSON S R，et al. Autoimmune glial fibrillary acidic protein astrocytopathy：a novel meningoencephalomyelitis［J］. JAMA Neurol，2016，73（11）：1297 – 1307.

［4］ 徐辉明,黄清梅,肖小玉,等. 自身免疫性胶质纤维酸性蛋白星形细胞病患者脊髓磁共振成像及临床特征分析［J］. 中华神经科杂志,2019,52（2）:92 – 97.

［5］ DALMAU J，ARMANGUÉ T，PLANAGUMÀ J，et al. An update on anti-NMDA receptor encephalitis for neurologists and psychiatrists：mechanisms and models［J］. Lancet Neurol，2019，18（11）:1045 – 1057.

［6］ 付子垚,任海涛,薛岚平,等. 成人病毒性脑炎后自身免疫性脑炎的临床特点［J］. 中华医学杂志,2020,100（25）:1933 – 1936.

［7］ SALOVIN A，GLANZMAN J，ROSLIN K，et al. Anti-NMDA receptor encephalitis and nonencephalitic HSV-1 infection［J］. Neurol Neuroimmunol Neuroinflamm，2018，5（4）:e458.

［8］ LI J，XU Y，REN H T，et al. Autoimmune GFAP astrocytopathy after viral encephalitis：a case report［J］. Mult Scler Relat Disord，2018，21:84 – 87.

［9］ LI J，WANG C T，CAO Y L，et al. Autoimmune glial fibrillary acidic protein astrocytopathy mimicking acute disseminated encephalomyelitis：a case report［J］. Medicine（Baltimore），2021，100（25）:e26448.

［10］ 马秋英,乔志新,王佳伟,等. 中枢、周围及自主神经广泛受累的自身免疫性胶质纤维酸性蛋白星形细胞病一例［J］. 中国神经免疫学和神经病学杂志,2020,27（6）:484 – 485.

［11］ PAUL P，MCKEON A，PITTOCK S J，et al. GFAP IgG associated inflammatory polyneuropathy［J］. J Neuroimmunol，2020，343:577233.

［12］ YANG X G，LIANG J Y，HUANG Q M，et al. Treatment of autoimmune glial fibrillary acidic protein astrocytopathy：follow-up in 7 cases［J］. Neuroimmunomodulation，2017，24（2）:113 – 119.

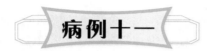

水痘-带状疱疹病毒脑炎

人类疱疹病毒 3 型又称水痘-带状疱疹病毒(varicella-zoster virus, VZV)。儿童初次感染 VZV 可引起水痘,也可出现红色皮疹或斑疹,是一种自限性疾病。少数在成人引起带状疱疹。VZV 常常侵犯皮肤和黏膜,中枢神经系统很少受累,一旦累及中枢神经系统,患者可表现为头痛、嗜睡、昏迷、癫痫发作、精神症状和神经系统定位体征等,抗病毒治疗有效,治疗不及时则预后不良。现报道一例通过脑脊液宏基因二代测序确诊的典型的 VZV 脑炎患者,以提高临床医生对本病的认识。

临床资料

一、一般资料

患者女性,69 岁,因"间断发热 1 周,四肢抽搐伴意识不清 11 小时"就诊于神经内科。患者入院前 1 周无明显诱因出现发热、头晕、乏力,稍感恶心,测体温 38.2 ℃,予退热治疗后患者症状稍好转,但自诉仍有低热、头晕。入院前一晚 23 时,患者突发四肢抽搐,牙关紧闭,口吐白沫,意识不清,持续时间约 1 小时,测体温 39.0 ℃,予镇静、抗感染等治疗后患者四肢抽搐缓解,但仍意识不清。病程中,患者食欲睡眠可,大小便正常,近期体重无明显减轻。入院第 3 日,患者意识障碍加重,右侧肢体无活动。既往高血压病史 10 年余,口服"吲达帕胺 1 片 qd"治疗,血压控制佳。既往有无水痘史不详。

入院查体:血压 186/118 mmHg,神志昏睡(地西泮 2 mg/h 维持),双侧瞳孔直径 2.0 mm,对光反射稍迟钝,双侧鼻唇沟对称,口角无偏斜,颈强直,四肢刺激可及活动,肌张力正常,双侧腱反射对称,双侧病理征未引出。左侧大腿可见暗红色疱疹(图 11-1)。入院第 3 日患者意识障碍加深,查体见血压 164/102 mmHg,神志浅昏迷,颈强直,疼痛刺激左侧肢体可见躲避反应,右侧肢体无反应。

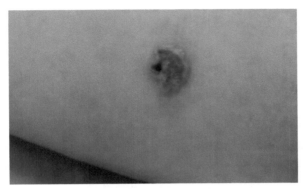

图 11-1　患者左侧大腿可见暗红色疱疹

二、辅助检查

入院血常规:白细胞计数 12.8 ×10^9/L、红细胞计数 5.16 ×10^{12}/L、淋巴细胞比例 8.1%、中性粒细胞比例 85.4%、淋巴细胞数 1.0 ×10^9/L、中性粒细胞数 10.9 ×10^9/L。血气分析提示Ⅱ型呼吸衰竭。腰椎穿刺(2021-06-29)压力 140 mmH$_2$O,脑脊液常规:白细胞计数 176 ×10^6/L、红细胞计数 0,淋巴细胞比例 95%,多核细胞比例 5%。脑脊液生化:脑脊液总蛋白 5 285 mg/L、脑脊液白蛋白 1 240.6 mg/L,糖、氯化物正常。肝肾功能、凝血功能、甲状腺功能、降钙素原、肿瘤标志物、维生素 B$_{12}$、叶酸、糖化血红蛋白、输血前检查(乙肝五项、梅毒螺旋体、HIV)均未见异常。复查脑脊液(2021-07-05):压力 140 mmH$_2$O,白细胞计数 277 ×10^6/L、红细胞计数 0,淋巴细胞比例 99%;脑脊液总蛋白 1 924 mg/L、脑脊液白蛋白 1 236.4 mg/L,糖、氯化物正常。复查脑脊液(2021-07-14):压力 150 mmH$_2$O,白细胞计数 105 ×10^6/L、红细胞计数 0;脑脊液总蛋白 1 266 mg/L、脑脊液白蛋白 768.2 mg/L,脑脊液糖、氯化物正常。三次脑脊液常规及生化结果对比见表 11-1。

表 11-1　三次脑脊液常规及生化结果对比

脑脊液检查项目	检查结果		
	2021-06-29	2021-07-05	2021-07-14
压力/mmH$_2$O	140	140	150
白细胞/L^{-1}	176×10^6	277×10^6	105×10^6
多核细胞比例	5%	1%	1%
单核细胞比例	95%	99%	99%
红细胞/L^{-1}	0	0	0
脑脊液总蛋白/(mg·L^{-1})	5 285	1 924	1 266
脑脊液白蛋白/(mg·L^{-1})	1 240.6	1 236.4	768.2

　　患者 2021-06-29 入院头颅 CT 未见出血及占位病灶。2021-06-30 复查头颅 CT 可见左侧大脑缺血灶伴出血,考虑出血坏死性脑炎(图 11-2)。MRI 见脑内多发异常信号灶,左额叶病灶伴出血,考虑急性出血性脑炎待排(图 11-3)。脑脊液二代测序发现 VZV,序列数 298 条(表 11-2)。

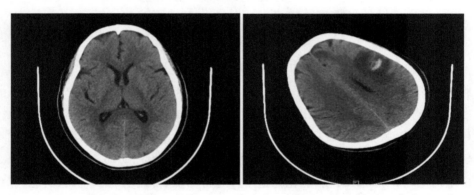

　　入院头颅 CT 未见出血及占位病灶(左)。复查头颅 CT 左侧大脑半球低密度伴局部高密度,考虑出血坏死性脑炎(右)。

图 11-2　患者入院及复查头颅 CT 影像

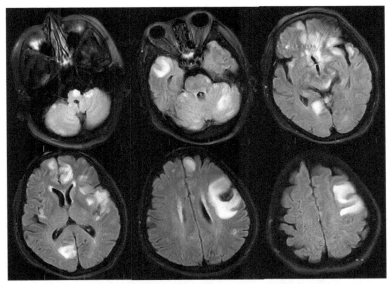

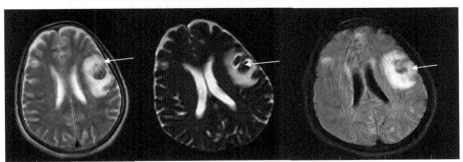

患者 MRI 见脑内多发异常信号灶,累及延髓左侧、双侧额顶颞叶皮层下及深部脑白质、左侧小脑半球、放射冠区、侧脑室前周围白质、左侧额叶。其中左额叶病灶伴出血(白色箭头),考虑急性出血性脑炎。

图 11-3　患者头颅 MRI 影像

表 11-2　患者脑脊液微生物二代测序结果

种/型	鉴定置信度	序列数
人类疱疹病毒 3 型(VZV)	99%	298

三、诊断与鉴别诊断

患者老年女性,急性起病,初期以发热、头晕为主要表现,1 周后出现意识不清、四肢抽搐,3 天后出现意识障碍加重,转为浅昏迷,右侧肢体无活动。

查体示神志浅昏迷,颈强直,右侧肢体坠落试验阳性,左侧大腿可见疱疹。

结合影像学、脑脊液病原体二代测序结果,诊断"水痘-带状疱疹病毒脑膜脑炎"明确,定位于左侧额叶、左侧延髓、双侧额顶颞叶皮层下及深部脑白质、左侧小脑半球、放射冠区、侧脑室前周围白质、脑膜。

四、治疗及转归

患者入院后使用更昔洛韦0.3 g q12h抗病毒,头孢曲松3.0 g qd抗感染,地西泮、苯巴比妥钠、奥卡西平控制癫痫发作,入院第2天(2021-06-30)患者症状加重,出现意识障碍,右侧肢体偏瘫,复查CT提示坏死性脑炎可能,加用甘露醇100 mL q6h脱水降颅压并转入ICU治疗,予气管插管呼吸机辅助呼吸,美罗培南联合更昔洛韦抗感染治疗,继续抗癫痫,加强脱水,7月1日起予甲泼尼龙0.5 g qd开始梯度递减维持1个月,同时应用静脉丙种球蛋白20 g/次 qd(50 kg × 0.4 g/kg = 20 g)5天。7月7日行气管切开术。动态复查炎症指标提示全身炎症指标好转,7月13日脱机顺利,意识转清,转入普通病房治疗。7月27日患者病情平稳,右侧肢体肌力恢复至4级,无癫痫再发,出院康复治疗。病程3个月时电话随访,患者右侧肢体肌力进一步恢复,行走持物时略感不稳,无癫痫再发,记忆力及认知功能无障碍。

讨 论

人类疱疹病毒3型又称水痘-带状疱疹病毒(VZV),是疱疹病毒科的重要成员,它是一种有包膜的DNA病毒,具有低环境抗性,大小为150~200 nm。VZV分布广泛,具有高度传染性,主要通过空气飞沫传播。原发感染引起水痘,之后病毒潜伏在沿整个神经轴的颅神经节、背根神经节和自主神经节中。随着老年人和免疫功能低下个体的VZV特异性细胞介导免疫力下降,VZV重新激活导致带状疱疹,通常并发带状疱疹后慢性疼痛、VZV血管病、脑膜脑炎、脑膜神经根炎、小脑炎、脊髓病和眼病。

VZV脑炎系VZV感染侵犯中枢神经系统脑实质所致,发生在老年或免疫功能低下的患者中,发病率高且诊断常常被延误,其预后不良的危险因素包括年龄、脑血管炎和GCS评分<15分。患者一般在出疹后1周出现发热、抽搐、头痛、呕吐、神经功能障碍、意识障碍、精神症状等。脑脊液淋巴细胞与蛋白轻

微升高或中度升高。临床诊断要与肠道病毒性脑炎、巨细胞病毒性脑炎、急性播散性脑脊髓炎、单纯疱疹病毒脑炎自身免疫性脑炎相鉴别,依靠病原学检查可确诊。

关于 VZV 产生脑损伤的机制,目前有大中型血管病变(出血性梗死)、小血管病变(脱髓鞘病变)、脑室炎及脑室周围炎等机制,由于深部脑白质由大脑中动脉的滋养动脉供血,易受到小血管危险因素的影响,小血管病变会导致混合性缺血和脱髓鞘改变。

本例患者以癫痫发作为主要表现,伴一过性发热,入院治疗 3 天后出现意识障碍加重,转为浅昏迷,神经系统查体提示神志昏迷,颈强直,右侧肢体坠落试验阳性,左侧大腿可见疱疹。头颅 MRI 显示左额叶病灶伴出血,脑脊液细胞数增高,以单个核细胞为主,蛋白轻度增高,糖、氯化物正常。根据起病形式、临床表现及脑脊液结果,应首先考虑病毒性脑炎,但病毒性脑炎尤其是单纯疱疹病毒性脑炎好发于颞叶及额叶,本例患者病灶多发,且位于深部脑白质,不排除其他病毒感染的可能。近年研究表明,二代宏基因测序技术具有较高的敏感度及特异度,对中枢神经系统感染具有重要的诊断价值。本例患者脑脊液中检测到 VZV,测序质量达 99%,支持 VZV 脑炎的诊断,经过抗病毒联合激素及丙种球蛋白抗感染治疗,预后良好。

可引起中枢神经系统感染的病毒很多,但各亚型临床特征及预后又不尽相同,早期明确诊断对指导治疗、改善预后非常重要。病毒感染后需要经历病毒分离和鞘内抗体产生的过程,因此病毒通常在症状出现后至少 10 天才能被发现,脑脊液病原体二代测序可以高灵敏度和特异度检测脑脊液样本中低度的病毒 DNA 和 RNA,本例患者的早期诊断即获益于此技术,提示对临床疑似病例的脑脊液宜尽早送检。

本病静脉注射阿昔洛韦 10～15 mg/kg q8h 是首选治疗,建议的持续时间为 14 天。但如果怀疑或已知免疫系统功能受损,则应将治疗周期延长至 21 天。对存在中枢神经系统血管炎、早期出血坏死水肿严重、体内产生自身免疫性抗体的患者辅助使用皮质类固醇,有助于减轻神经功能损伤、改善远期预后,对需要者建议尽早评估、酌情用药。

总 结

VZV 脑炎起病急,病情危重,治疗的关键是早期抗病毒,部分重症、合并自身免疫性抗体产生病例需要联合免疫治疗,早期明确诊断、评估病情非常重要。对于临床疑似但不能确诊的病例,建议尽早完善脑脊液宏基因二代测序、头颅影像学检查以明确诊断、评估病情,制定个体化治疗方案。

(徐晓东 吴小珂 张艳林)

【参考文献】

[1] GATHERER D, DEPLEDGE D P, HARTLEY C A, et al. ICTV virus taxonomy profile: *Herpesviridae* 2021 [J]. J Gen Virol, 2021, 102(10): 001673.

[2] SAUERBREI A. Diagnosis, antiviral therapy, and prophylaxis of varicella-zoster virus infections [J]. Eur J Clin Microbiol Infect Dis, 2016, 35(5): 723 – 734.

[3] NAGEL M A, GILDEN D. Neurological complications of varicella zoster virus reactivation [J]. Curr Opin Neurol, 2014, 27(3): 356 – 360.

[4] HERLIN L K, HANSEN K S, BODILSEN J, et al. Varicella zoster virus encephalitis in Denmark from 2015 to 2019-a nationwide prospective cohort study [J]. Clin Infect Dis, 2021, 72(7): 1192 – 1199.

[5] KENNEDY P G, BARRASS J D, GRAHAM D I, et al. Studies on the pathogenesis of neurological diseases associated with Varicella-Zoster virus [J]. Neuropathol Appl Neurobiol, 1990, 16(4): 305 – 316.

[6] BROWN J R, BHARUCHA T, BREUER J. Encephalitis diagnosis using metagenomics: application of next generation sequencing for undiagnosed cases [J]. J Infect, 2018, 76(3): 225 – 240.

[7] NAHDI I, BOUKOUM H, NABIL BEN SALEM A, et al. Detection of herpes simplex virus (1 and 2), varicella-zoster virus, cytomegalovirus, human herpesvirus 6 and enterovirus in immunocompetent Tunisian patients with acute neuromeningeal disorder [J]. J Med Virol, 2012, 84(2): 282 – 289.

[8] CASAS I, POZO F, TRALLERO G, et al. Viral diagnosis of neurological infection by RT multiplex PCR: a search for entero- and herpesviruses in a prospective study [J]. J Med

Virol, 1999, 57(2): 145 - 151.

[9] BOOKSTAVER P B, MOHORN P L, SHAH A, et al. Management of viral central nervous system infections: a primer for clinicians [J]. J Cent Nerv Syst Dis, 2017, 9.

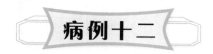

ANCA 相关肥厚性硬脑膜炎

肥厚性硬脑膜炎(hypertrophic pachymeningitis, HP)是一种罕见的中枢神经系统炎症性疾病,其特征是硬脑膜局部或弥漫性增厚及纤维化。肥厚性硬脑膜炎临床表现包括慢性头痛、多颅神经损伤等,多为非特异性症状。头颅增强 MRI 及免疫学检查是诊断的关键。现报道一例我院收治的肥厚性硬脑膜炎病例,以提高临床医生对此病的认识。

临床资料

一、一般资料

患者男性,71 岁,因"头晕伴左眼眶上疼痛 1 月余"于 2020 年 3 月 5 日收治神经内科。患者 1 月余前无明显诱因出现头晕,呈持续性,与体位无明显相关,自觉有昏昏沉沉感,伴声音嘶哑、左眼眶上疼痛,饮水呛咳。患者曾于 2020 年 1 月就诊于外院,外院头颅 MRI(2020-01-31)提示脑内多发脑白质脱髓鞘,脑萎缩;咽喉部环状软骨及声带处软组织水肿,喉腔狭窄。外院诊断脑供血不足,经改善循环等治疗后无好转。患者有高血压病史 6 年余;2019 年 7 月 23 日于外院行左眼白内障手术,现左眼失明。

入院查体:血压 140/85 mmHg,神志清楚,精神软倦,左眼无光感,听力正常,右眼瞳孔直径 2.5 mm,对光反射灵敏,双眼外展欠佳,颈软,伸舌居中,悬雍垂居中,咽反射未引出,双侧鼻唇沟对称,四肢肌力 5 级,肌张力正常,双侧腱反射对称引出,双侧深浅感觉对称存在,指鼻、跟膝胫试验完成可,行走不稳,双侧病理征阴性。

二、辅助检查

入院完善检查,血常规:淋巴细胞比例 17.7%、淋巴细胞数 1.0×10^9/L。炎症指标:降钙素原 0.027 ng/mL、C 反应蛋白 25.3 mg/L。腰椎穿刺测压力 115 mmH$_2$O。脑脊液常规示白细胞计数 28×10^6/L,脑脊液生化示脑脊液白蛋白 438.6 mg/L(0 ~ 350 mg/L)、脑脊液 IgG 139.00 mg/L、IgA 10.60 mg/L、IgM 2.16 mg/L、总蛋白 759 mg/L(150 ~ 450 mg/L)。血清胞浆型 ANCA(cANCA)阴性、核周型 ANCA(pANCA)弱阳性、抗肾小球基底膜抗体 <2.00 AU/mL、抗髓过氧化物酶抗体 42.60 AU/mL、抗蛋白酶 3 抗体 < 2.00 AU/mL、不典型 ANCA 阴性。外送血清 IgG4、脑脊液及血清副肿瘤综合征相关抗体未见异常。男性肿瘤全套、生化全套、甲状腺功能未见明显异常。眼科会诊排除青光眼可能;排除手术、白内障再发、眼底病变引起的失明。耳鼻咽喉科会诊意见为慢性咽炎引起声音嘶哑证据不足。喉镜及颈部 MRI 未提示咽喉部占位。头颅 MRI 增强序列见左侧额颞顶叶硬脑膜增厚伴强化(图 12-1)。

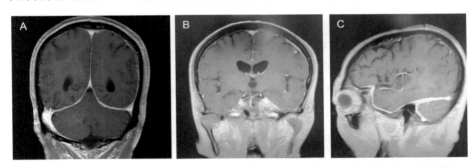

A、B:冠状位显示增厚的硬脑膜呈现"奔驰征";C:矢状位显示左侧额颞顶叶硬脑膜显著强化。

图 12-1　患者头颅增强 MRI 结果

三、诊断与鉴别诊断

患者以头晕及眶上疼痛起病,表现为三叉神经、迷走神经、舌咽神经、展神经、视神经等多颅神经受累。头颅增强 MRI 显示硬脑膜强化,实验室检查未发现感染证据,自身抗体筛查 pANCA 弱阳性,诊断考虑 ANCA 相关肥厚性硬脑膜炎。

鉴别诊断中,首先需要关注 IgG4 相关的肥厚性硬脑膜炎,其次需要注意鉴别继发性病因所致的肥厚性硬脑膜炎,病因包括感染(结核、真菌、梅毒、莱姆病等)、系统性风湿免疫疾病(肉芽肿性血管炎、混合结缔组织病、巨细胞动脉炎、类风湿性关节炎等)、肿瘤(转移癌、淋巴瘤)、结节病以及鞘内药物治疗。在排除潜在病因后,考虑诊断特发性硬脑膜炎。

四、治疗

本病为自身免疫相关炎性病变,激素抗炎是标准的治疗方案。免疫抑制剂在激素控制不佳或症状反复时使用。本例患者在地塞米松 10 mg qd 静滴 10 天后,改为 5 mg qd 静滴 12 天,症状显著好转。出院后改泼尼松 15 mg bid 口服。本病例的病变累及舌咽神经,影响患者吞咽功能,易造成误吸导致肺炎,因此日常护理与呼吸道管理也是治疗的重点。

五、治疗结果、随访及转归

患者在接受激素治疗后,眶上疼痛、饮水呛咳、外展受限等情况明显好转。由于本病特点是容易复发,患者出院后 1 个月眶上疼痛症状加重,再次入院。入院后再次激素治疗,并建议联用免疫抑制剂。患者家属拒绝免疫抑制剂治疗,出院后拒绝带胃管,且家属反映患者经常自行停药。后患者多次由于症状反复或肺炎入院,均拒绝免疫抑制剂治疗。2021 年 10 月,患者再次入院后复查头颅增强 MRI,硬脑膜强化较前明显增强,最后患者自动出院后死亡。

讨 论

肥厚性硬脑膜炎是一种罕见的中枢神经系统炎性病变,以硬脑膜局部或弥漫性增厚为特征。男女患病比例无明显差异,40～60 岁为发病高峰期。自身抗体的激活是引起硬脑膜纤维性增厚的直接原因,其病因可以分为原发性和继发性两种。继发性因素包括感染因素、自身免疫性疾病、肿瘤等。耳源性感染、EB 病毒感染、梅毒、结核菌、硬脑膜外脓肿等是常见的感染因素。引起肥厚性硬脑膜炎的自身免疫性疾病主要为结缔组织病,如类风湿性关节炎、干燥综合征、混合型结缔组织病、肉芽肿性多血管炎、系统性红斑狼疮、巨细胞性动脉炎等。原发肿瘤或肿瘤脑膜转移等均可引起免疫激活,进而引起硬脑膜纤维性增厚。原发性硬脑膜炎患者血清和脑脊液中常发现 ANCA 阳性和 IgG4 水平升高,偶见两者同时存在。ANCA 和 IgG4 相关性肥厚性硬脑膜炎已经成为肥厚性硬脑膜炎的两大主要病因类型。

　　头痛是肥厚性硬脑膜炎最常见的临床表现,其与硬脑膜纤维化导致颅内压增高相关。多颅神经麻痹是肥厚性硬脑膜炎的另一特征性表现,12 对颅神经均可受累,其中第Ⅱ和第Ⅷ对颅神经最常受累。此外,共济失调、癫痫等也常见于肥厚性硬脑膜炎患者。本病也可累及中枢神经系统以外的器官,表现为体重减轻和多器官受累,如甲状腺受累(甲状腺功能紊乱)、后腹膜及主动脉受累、唾液腺及泪腺受累、眼眶受累(眼球突出)、肺部受累(间质性肺炎、支气管狭窄)等。

　　头颅增强 MRI 显示硬脑膜显著增厚是诊断的关键。增厚的硬脑膜在 T1、T2 加权像呈低或等信号,增强后明显强化。大脑镰和小脑幕强化呈现"奔驰征"和"埃菲尔铁塔征"是肥厚性硬脑膜炎特征性征象。增厚的硬脑膜有时可见中心有线样无强化区,而两侧呈轨道样强化,表现出"轨道征"。结合头痛、多颅神经麻痹,以及特征性影像学表现,基本可以明确肥厚性硬脑膜炎诊断。而进一步的病因学诊断是指导治疗及管理方案、估计预后的关键。感染与肿瘤引起的肥厚性硬脑膜炎需要针对病因治疗。自身抗体的筛查有助于鉴别 ANCA 和 IgG4 相关性肥厚性硬脑膜炎。利妥昔单抗被认为对 ANCA 相关肥厚性硬脑膜炎有明确的作用,而没有证据显示利妥昔单抗对 IgG4 相关性肥厚性硬脑膜炎有效。

　　糖皮质激素是标准治疗方案,在部分病人中效果显著。有研究比较了甲泼尼龙 1 g、0.5 g 和地塞米松 10 mg 的治疗效果,表明这 3 种剂量的激素治疗在改善症状和预后方面没有显著差别。当糖皮质激素疗效不佳或疾病复发时,推荐使用免疫抑制剂。肥厚性硬脑膜炎易复发且合并其他系统疾病,包括呼吸、循环、肾脏等系统或器官的疾病,因此多项研究及病例报道描述了部分患者在确诊 2 年内死亡。本例患者入院后得到及时诊断并应用糖皮质激素,因此初始治疗效果显著,遗憾的是由于疾病复发、误吸导致肺部并发症,使得病情与管理更加复杂,而患者家属及患者本人依从性差也是病情反复进展的重要原因。

总　结

　　对于临床表现为头痛、多颅神经损伤的患者应警惕肥厚性硬脑膜炎的可能。头颅增强 MRI 与自身抗体筛查是诊断的关键。尽早明确诊断、正确分型对治疗有重要指导作用。

（程筱雨　熊康平　周旭平　罗蔚锋）

【参考文献】

[1] BI Z J, SHANG K, CAO J, et al. Hypertrophic pachymeningitis in chinese patients: presentation, radiological findings, and clinical course[J]. Biomed Res Int, 2020, 2020.

[2] PRABHAKAR S, BHATIA R, LAL V, et al. Hypertrophic pachymeningitis: varied manifestations of a single disease entity[J]. Neurol India, 2002,50(1):45－52.

[3] YAO Y, WANG Z G, YANG W D, et al. Hypertrophic cranial pachymeningitis caused by Pseudomonas stutzeri associated with connective tissue disease [J]. Ann Pharmacother, 2015,49(6):745－746.

[4] ZHAO M S, GENG T C, QIAO L Y, et al. Idiopathic hypertrophic pachymeningitis: clinical, laboratory and neuroradiologic features in China [J]. J Clin Neurosci, 2014, 21(7): 1127－1132.

[5] HAHN L D, FULBRIGHT R, BAEHRING J M. Hypertrophic pachymeningitis[J]. J Neurol Sci, 2016, 367: 278－283.

[6] YAMAKITA N, HANAMOTO T, MURAOKA N, et al. Hypopituitarism and diabetes insipidus with localized hypertrophic pachymeningitis (Tolosa-Hunt syndrome) associated with Hashimoto thyroiditis[J]. Am J Med Sci, 2004, 327(1): 38－43.

[7] WATTAMWAR P R, DOSHI S A, THOMAS B, et al. Hypertrophic pachymeningitis in a patient with Takayasu arteritis: one more association? [J]. Ann Indian Acad Neurol, 2012, 15(1): 56－59.

[8] YOSHIDA Y, KONDO T, HOSOKAWA Y, et al. A rare case of IgG4-related disease presenting as a unilateral severe dacryoadenitis complicated by hypophysitis and hypertrophic pachymeningitis[J]. J Clin Rheumatol, 2021, 27(8S): S571－S573.

[9] OGASAWARA T, KASAMATSU N, HAGA T, et al. A case of Wegener's

granulomatosis with orbital inflammatory pseudotumor[J]. Nihon Kokyuki Gakkai Zasshi, 2009, 47(4): 308 – 313.

[10] YAMASHITA H, TAKAHASHI Y, ISHIURA H, et al. Hypertrophic pachymeningitis and tracheobronchial stenosis in IgG4-related disease: case presentation and literature review[J]. Intern Med, 2012, 51(8): 935 – 941.

[11] KUPERSMITH M J, MARTIN V, HELLER G, et al. Idiopathic hypertrophic pachymeningitis[J]. Neurology, 2004, 62(5): 686 – 694.

[12] BANG O Y, KIM D I, YOON S R, et al. Idiopathic hypertrophic pachymeningitis lesions. Correlation between clinical patterns and neuroimaging characteristics[J]. Eur Neurol, 1998,39(1):49 – 56.

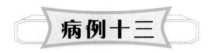

长时程（＞6个月）、频繁发作的内囊预警综合征

　　内囊预警综合征（capsular warning syndrome，CWS）是卒中预警综合征（stroke warning syndrome，SWS）的类型之一，是一种特殊的缺血性脑卒中综合征，系皮层下部位缺血，主要表现为运动和（或）感觉功能障碍；短时间内频繁、刻板的脑缺血发作（≥3次），且发作间期可逐渐缩短；易转化为脑梗死。其病因及发病机制较为复杂，尚未充分明确。现报道一例我科收治的临床病因诊断考虑中枢神经系统血管炎的半年内频繁发作的内囊预警综合征，以期提高临床医生对本病的认识。

临床资料

一、一般资料

　　患者男性，58岁，因"发作性左侧肢体乏力2月余"于2021年3月3日入院。患者2020年11月26日15时无明显诱因下出现左侧肢体乏力，表现为左上肢抬臂不能，左下肢行走拖步，伴口齿不清、左侧面部感觉减退，至外院就诊。头颅CTA＋CTP示：右侧椎动脉V4段钙化斑块，管腔轻度狭窄，CTP未见灌注异常。症状持续4小时左右后好转，予阿司匹林联合氯吡格雷抗血小板，他汀调脂稳定斑块、改善循环等治疗后患者再发类似症状8次，每次持续3～4小时。行头颅MRI（2020-12-31，外院）检查示右侧侧脑室旁急性期脑梗死，双侧基底节区陈旧性腔梗（图13-1）。后症状反复发作数次，复查头颅MRI（2021-02-01，外院）示右侧基底节区及侧脑室旁新近脑梗死灶（图13-2）。

24小时动态心电图检查：窦性心律为基础，心率最快为114次/分，最慢为52次/分，平均心率72次/分，偶发房性早搏，未见明显阵发性房颤。经颅多普勒超声发泡试验（2021-02-07）提示强阳性，支持右向左分流（固有型，雨帘状）。进一步完善经食道心脏超声、右心室声学造影：卵圆孔未闭，右心室发泡试验阳性，经食道心脏超声检查未见明显血栓。2月10日患者于外院心血管科接受介入封堵手术治疗，术后予以阿司匹林＋氯吡格雷双联抗血小板治疗后患者自觉症状仍反复发作，为求进一步诊疗，遂至我院门诊就诊，门诊拟以"脑梗死"于3月3日收住我科卒中病房。

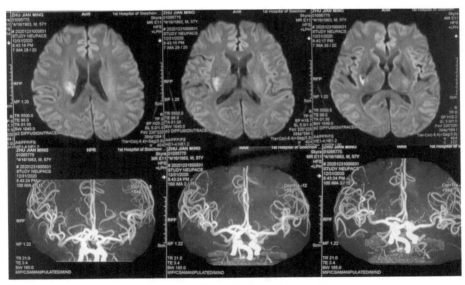

图13-1　头颅MRI（2020-12-31，外院）

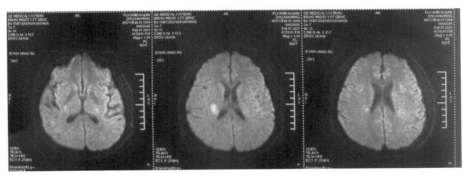

图13-2　头颅MRI（2021-02-01，外院）

既往有高血压病史20年余，最高血压150/90 mmHg，平素服用苯磺酸氨氯地平 5 mg/d,血压控制情况不详;有 COPD 病史,平素吸入布地奈德福莫特罗 320 U 治疗,否认糖尿病、冠心病等病史。

入院查体:美国国立卫生研究院卒中量表(NIHSS)评分 0 分,神志清楚,精神可,左侧肢体肌力 5⁻级,右侧肢体肌力 5 级,余未见明显异常。入院辅助检查:血常规(2021-03-04)示白细胞计数 5.2×10^9/L、红细胞计数 4.91×10^{12}/L、血红蛋白 145 g/L、血小板计数 124×10^9/L。尿液(2021-03-04):尿隐血(±)。凝血全套、粪常规无特殊。生化(2021-02-27):肌酐 105 μmol/L、尿素 8.2 mmol/L、尿酸 487 μmol/L、血清胱抑素 C 1.33 mg/L。低密度脂蛋白(2021-03-04)2.14 mmol/L。输血前检查、凝血全套、自身抗体初筛、糖化血红蛋白、男性肿瘤全套、甲状腺功能等未见明显异常。心脏超声(2021-03-05):卵圆孔未闭封堵术后,心房水平分流消失,主动脉瓣硬化伴轻度关闭不全,主动脉窦部内径增宽。脑电图检查:未见明显异常。全脑数字减影血管造影(DSA)(2021-03-05)未见明显异常(图 13-3)。

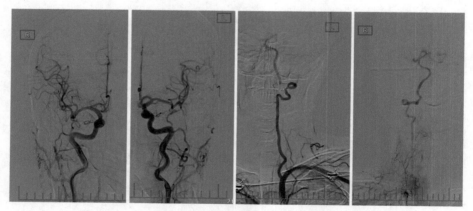

图 13-3 DSA(2021-03-05)颅内外血管未见明显狭窄及闭塞

入院治疗方案:入院后予以阿司匹林、氯吡格雷双联抗血小板治疗,3 月 5 日加用阿加曲班抗凝治疗(10 mg q4h×2 d + bid×5 d);3 月 8 日停氯吡格雷,加用替罗非班静脉输注抗血小板治疗,后症状控制可。考虑到患者既往联合氯吡格雷抗血小板治疗效果欠佳,3 月 11 日停用阿加曲班抗凝治疗后,加用西洛他唑抗血小板治疗(当时氯吡格雷基因检测结果未回报)。继续予以阿司匹林联合西洛他唑(100 mg bid)双联抗血小板以及他汀、控制血压等治疗,并于 3 月 15 日带药出院。后患者仍有左侧肢体麻木乏力反复发作,每次持续 2 小时左右后可完全好转。

　　6月4日患者于我院复杂脑血管病 MDT 门诊就诊，经多学科（神经内科、心血管科、心胸外科等）专家会诊讨论，考虑患者行卵圆孔未闭封堵术后仍有反复发作的可能机制为：① 卵圆孔封堵器致血栓形成，颅内动脉栓塞；② 封堵器效果不佳；③ 存在其他可能的异常通路（肺动静脉瘘等）；④ 其他病因（癫痫等）。同时，抗栓方案调整为氯吡格雷 75 mg/d（氯吡格雷用药基因检测结果：*CYP2C19* 等位基因型 *1/ *1，快速代谢型）联合利伐沙班片 10 mg/d 联合抗栓治疗，同时予以阿托伐他汀调节血脂、丁基苯酞改善侧支循环及奥卡西平、度洛西汀等对症治疗。

　　2021 年 6 月 4 日患者再次入院，入院后 6 月 5 日和 6 月 11 日仍出现症状发作。发作时查体（06-11）示：左侧肢体肌力 3¯级，余无异常。

二、辅助检查

　　复查头颅、颈椎 MRI 及 TOF-MRA（2021-06-09）：右侧基底节、丘脑及放射冠区异常信号灶，考虑脑梗死；头颅 TOF-MRA 示椎-基底动脉走行迂曲；左侧大脑中动脉 M1 段开窗畸形；颈椎退行性变；C5-7 椎间盘膨出，C4-5 椎间盘轻度突出（中央型）（图 13-4）。胸部 CT 增强（2021-06-10）：① 两肺肺气肿/肺大泡；② 右肺上叶前段胸膜下小斑片状密度增高影，考虑胸膜增厚。住院期间血压维持在（107～146）/（69～89）mmHg。血管炎四项（2021-06-15）：阴性。复查头颅 MRI 平扫＋增强＋灌注成像（2021-06-19）：① 右侧基底节、丘脑及放射冠区脑梗死，请结合临床病史；② 脑多发腔隙灶；③ 头颈部 CE-MRA 未见明显异常；④ 脑灌注成像未见明显异常（图 13-5）。

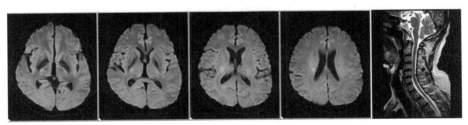

图 13-4　头颅、颈椎 MRI 平扫＋TOF-MRA（2021-06-09）

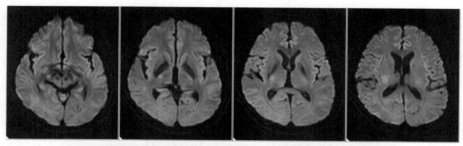

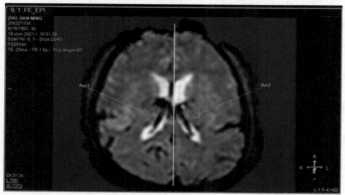

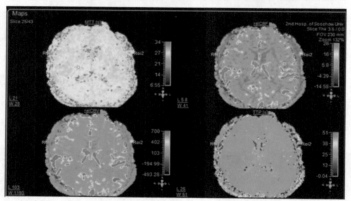

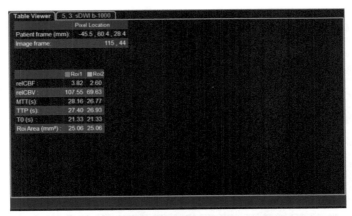

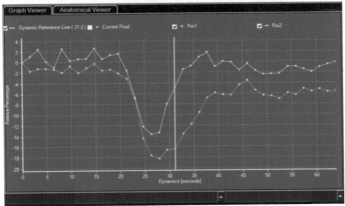

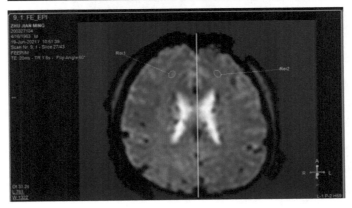

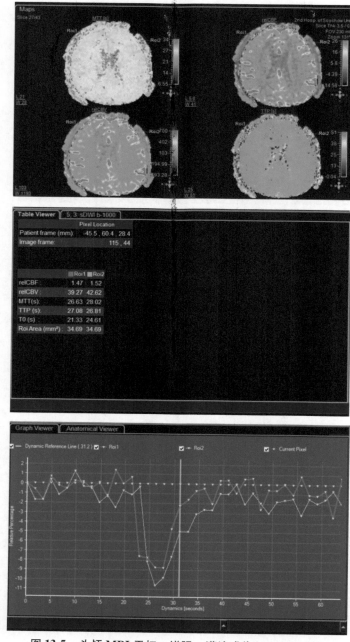

图 13-5　头颅 MRI 平扫＋增强＋灌注成像（2021-06-19）

三、诊断与鉴别诊断

患者以发作性偏侧肢体乏力为主要表现,症状呈刻板性发作,多次 MRI 检查均提示局部新发梗死病灶,故考虑脑梗死、内囊预警综合征诊断明确。病灶定位于右侧基底节区及侧脑室旁,责任血管考虑大脑中动脉穿支。

主要针对病因进行鉴别。患者中年男性,合并高血压等大动脉粥样硬化危险因素,但该患者经多次血管影像学检查均未见明显颅内外血管狭窄及闭塞,且予以常规抗栓及他汀等治疗后均未能有效控制症状,故病因分型不考虑大动脉粥样硬化。MRI 提示病灶位于皮层下,且动态心电图未见明显阵发性房颤,多次复查心脏彩超及发泡试验提示封堵良好;完善胸部 CT 检查后未见肺动静脉瘘,排除常见栓塞及反常栓塞性病因;加用激素治疗后患者症状得到控制,激素停用期间出现症状再发,故病因考虑原发性中枢神经系统血管炎可能性较大。

四、治疗方案

患者症状呈长达半年的频繁刻板性发作,予以常规抗栓药物等治疗后症状控制欠佳,排除常见栓塞及反常栓塞性病因,不能排除中枢神经系统血管炎可能,与家属沟通后加用甲泼尼龙 120 mg 起始(120 mg×3 d、80 mg×3 d、40 mg×3 d)治疗。后予以激素逐渐减量口服带药出院(06-21),出院后症状无发作。

二级预防:出院后予以利伐沙班片(10 mg/d)联合氢氯吡格雷片(75 mg/d)、瑞舒伐他汀钙片(10 mg qn)、泼尼松 30 mg(每周减 5 mg 至停用)、丁苯酞软胶囊(0.2 g tid)补钾、补钙、护胃等治疗。

五、随访及治疗结果

出院后患者激素逐渐减量至停用,激素停用期间再次出现左侧肢体麻木乏力,持续时间基本同前。9 月 27 日门诊复诊,继续利伐沙班 15 mg qd 抗凝,同时加用小剂量口服激素治疗(泼尼松 10 mg/d)起始。11 月 1 日复诊,血压及血脂(低密度脂蛋白 1.37 mmol/L)等均达标。继续予以利伐沙班 15 mg qd、泼尼松 10 mg qd 治疗,同时停用氯吡格雷及奥卡西平等药物,随访至今症状无发作。

讨 论

患者中年男性,既往有高血压、COPD病史,以发作性左侧肢体麻木乏力为主要表现,每次症状均可完全缓解,共计发作几十余次,多次复查 MRI 均提示皮层下新发梗死,故患者脑梗死、内囊预警综合征诊断明确。该患者曾明确诊断卵圆孔未闭,但予以手术封堵以及规范药物治疗后未能有效控制发作,予以试验性激素治疗后患者症状得到有效控制;停用激素期间,症状出现反复发作,故此患者的诊断考虑原发性中枢神经血管炎的可能性较大(诊治过程概要见图13-6)。

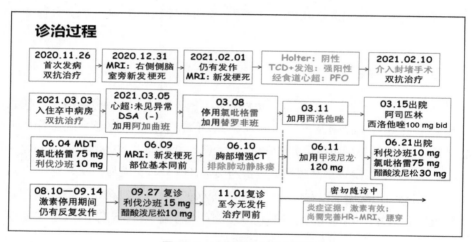

图13-6 本例患者诊治过程

SWS 是一种特殊的缺血性脑卒中综合征,系皮层下部位缺血,不伴有皮层症状如视觉忽略、失语或失用等,语言障碍表现为构音障碍;主要表现为运动和(或)感觉功能障碍;短时间内频繁、刻板的脑缺血发作(≥3次),且发作间期可逐渐缩短;易转化为脑梗死;DWI 上见梗死病灶主要位于内囊,也出现在丘脑、苍白球、壳核、放射冠和脑桥等部位;血管成像或造影未发现大动脉狭窄。

CWS 是指24小时内发作至少3次的运动和(或)感觉症状,累及偏侧面部、上肢及下肢≥2个部位,无皮层功能受损的临床综合征,属于短暂性脑缺血发作(TIA)中的一类特殊亚型,占所有 TIA 的1.5%左右。CWS 进展为脑梗死风险高,40% ~60% 的患者 DWI 发现内囊附近新发梗死病灶。

SWS 病理生理机制复杂,尚未完全阐明,其本质为刻板、反复、逐渐加重的局灶性神经系统缺损而导致的脑梗死单一穿支动脉病变局部的血流动力学改变。灌注异常、血压波动、局灶分子水平的代谢及电生理异常以及血管炎均是其潜在病因;也可能合并微栓塞、血管痉挛等机制;多数 SWS 患者为混合机制。

原发性中枢神经系统血管炎(primary angiitis of the central nervous system,PACNS)是一种主要累及脑、脊髓和软脑脊膜中小血管的中枢神经系统免疫炎性疾病。1922 年 Harbitz 首次报道了一种原因不明的血管炎。1959 年孤立性中枢神经系统血管炎被作为一种独立的疾病被首次提出。1988 年 Calabrese 和 Mallek 系统报道了 8 例病例,将其统一命名为 PACNS,并提出了初步的临床诊断标准。根据不同的参评标准,PACNS 的分类有所不同。根据脑脊髓血管受累大小及造影特点,PACNS 可分为造影阳性型(中、大血管受累型)、造影阴性型(小血管受累型)和脊髓型。

本例患者的多次 MRI 检查均提示新发皮质下梗死,经心脏彩超、胸部 CT 增强等检查排除栓塞性病因(卵圆孔未闭、肺动静脉瘘等),予以常规抗栓药物(阿司匹林、氯吡格雷、西洛他唑、利伐沙班)等均未能有效控制症状发作,予以试验性激素治疗后,症状得到有效控制,故诊断考虑造影阴性型(小血管受累型)PACNS。

PACNS 多呈急性或亚急性起病,临床上缺乏特征性改变,诊断比较困难,目前主要依靠脑组织活检确诊。随着神经影像学技术的不断发展,影像学检查对于 PACNS 的诊断及鉴别诊断具有重要的临床意义。头颅 CT 缺乏敏感性,MRI 虽对于发现病变的敏感度较高,但特异度不高。目前,高分辨率 MRI 成像(HR-MRI)作为唯一无创地对动脉管壁结构进行观察及分析的影像学技术,已广泛应用于动脉粥样硬化、动脉夹层、烟雾病、动脉瘤及血管炎性反应等多种脑血管疾病的影像学诊断及评估。HR-MRI 是一项非侵袭性检查,有助于识别颅内较大动脉血管壁病变,在鉴别血管壁炎症与颅内动脉粥样硬化斑块上具有鉴别诊断价值。

因 PACNS 发病率低,目前在治疗方面缺乏大样本随机临床试验,尚无统一治疗方案。目前临床上以激素治疗为主,部分患者联合免疫抑制剂治疗。约80% 的 PACNS 患者对激素或免疫抑制剂有良好反应。激素是治疗 PACNS

的主要手段,约一半以上的患者需要增加免疫抑制剂治疗,约 1/5 的患者对强化免疫治疗仍反应欠佳。由于 PACNS 是一组异质性疾病,在临床上应针对具体类型进行个体化治疗。对于病情危重者可予甲泼尼龙冲击治疗后改为泼尼松口服逐渐减量,并联合环磷酰胺序贯治疗 3 个月;轻症患者可直接口服激素,并根据疗效决定是否联合使用免疫抑制剂。本例患者予以小剂量激素治疗后,能够达到满意的治疗效果,因此予以小剂量口服激素维持,既能达到治疗效果,又能最大程度地降低长期口服激素带来的副作用。

在本例患者的诊疗过程中存在部分不足,如未完善腰椎穿刺脑脊液检查以及 HR-MRI 检查,希望在后续的随访过程中逐步完善。

总　结

CWS 是 SWS 的特殊类型,由于有较高的继发梗死的风险,这个重要的临床综合征应引起医生关注。CWS 确切的发病机制尚不清楚,但比较支持微动脉粥样硬化和血流动力学不稳定导致的脑低灌注学说。中枢神经系统血管炎是其罕见病因,对于常规危险因素筛查无阳性发现、常规治疗效果欠佳的 CWS 患者,应完善腰椎穿刺脑脊液检查以及 HR-MRI 以明确是否合并中枢神经系统血管炎等少见病因,部分控制困难的 CWS 患者必要时可予以激素诊断性治疗。

(徐加平　王瑞　张霞　曹勇军)

【参考文献】

[1] SEN A, BIRNS J, BHALLA A. Stroke warning syndromes[J]. Br J Hosp Med (Lond), 2020,81(1):1 – 5.

[2] PAUL N L, SIMONI M, CHANDRATHEVA A, et al. Population-based study of capsular warning syndrome and prognosis after early recurrent TIA[J]. Neurology, 2012,79(13):1356 – 1362.

[3] HE L Y, XU R H, WANG J, et al. Capsular warning syndrome:clinical analysis and treatment[J]. BMC Neurol, 2019,19(1):285 – 291.

[4] CALABRESE L H, MALLEK J A. Primary angiitis of the central nervous system.

Report of 8 new cases, review of the literature, and proposal for diagnostic criteria[J]. Medicine (Baltimore) , 1988,67(1) : 20 – 39.

[5] 中国免疫学会神经免疫学分会, 中华医学会神经病学分会神经免疫学组, 中国医师协会神经内科医师分会神经免疫专员委业会. 原发性中枢神经系统血管炎诊断和治疗中国专家共识[J]. 中国神经免疫学和神经病学杂志, 2017,24(4) : 229 – 239.

[6] BERLIT P. Diagnosis and treatment of cerebral vasculitis[J]. Ther Adv Neurol Disord, 2010,3(1) : 29 – 42.

[7] SALVARANI C, BROWN R D Jr, CALAMIA K T, et al. Primary central nervous system vasculitis: analysis of 101 patients[J]. Ann Neurol, 2007,62(5) : 442 – 451.

[8] SALVARANI C, BROWN R D Jr, CHRISTIANSON T, et al. An update of the Mayo Clinic cohort of patients with adult primary central nervous system vasculitis: description of 163 patients[J]. Medicine (Baltimore) , 2015,94(21) : e738 – e752.

[9] DE BOYSSON H, ZUBER M, NAGGARA O, et al. Primary angiitis of the central nervous system: description of the first fifty-two adults enrolled in the French cohort of patients with primary vasculitis of the central nervous system[J]. Arthritis Rheumatol, 2014,66(5) : 1315 – 1326.

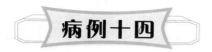

家族性皮质肌阵挛震颤伴癫痫

家族性皮质肌阵挛震颤伴癫痫（familial cortical myoclonic tremor with epilepsy，FCMTE）是一种成年起病，以渐进性发作的皮质肌阵挛震颤和癫痫发作为核心症状的常染色体显性遗传疾病，临床十分罕见。家族性皮质肌阵挛震颤伴癫痫的临床表现具有较大的异质性，患者从出现临床症状到确诊通常会经历漫长的时间，给临床诊治带来一定的困难。为进一步提高临床医生对该疾病的认识，现报道一例我院收治的家族性皮质肌阵挛震颤伴癫痫。

临床资料

一、一般资料

患者女性，65岁，因"四肢抖动2天"于2021年8月21日就诊于神经内科。患者2天前无明显诱因出现持续性四肢不自主抖动，伴双下肢无力，行走不能，无意识不清，无牙关紧闭，无口吐白沫，无双眼上翻，无发热及腹泻，就诊于我院门诊。当日完善常规脑电图：不正常，两额颞见很多中高幅慢活动，右侧明显（体动伪差多）。后为进一步诊治转入急诊，急诊予地西泮50 mg静滴，未完全缓解。患者于19时45分突发头晕，伴视物旋转、恶心呕吐，体位改变后加重，急诊予异丙嗪25 mg肌注，患者仍有头晕，为进一步治疗收入我科。病程中，患者食纳可，睡眠差，二便如常，体重未监测。

入院查体：体温36℃，血压123/67 mmHg，神志清楚，对答切题，双瞳直径3.0 mm，等大等圆，对光反射灵敏，双侧鼻唇沟对称，伸舌居中，颈软，双上肢肌力5级,双下肢肌力4⁻级,肌张力正常,感觉无异常,四肢腱反射存在,双侧巴宾斯基征未引出。查体时为平卧位,未见确切肢体抖动。

患者在20岁左右即有双手抖动症状,起初并不严重,未重视,后随着时间推移,抖动逐渐加重,时有上肢抖动,但不影响生活,未诊治。患者50岁左右时曾无明显诱因下突发意识丧失、肢体抽搐,于当地医院就诊,考虑癫痫,给予奥卡西平治疗。因发作次数少,患者未规律服药,故症状偶有发作,频率几年1次。近半年来,患者肢体抖动逐渐加重,累及四肢,抖动较前明显频繁,坐立明显,平躺消失,无法独自站立。2021年6月,患者再发意识丧失、肢体抽搐,就诊于某三甲医院,考虑癫痫,并行脑脊液常规、自身免疫脑相关抗体、头颅MRI等检查,未发现特殊异常,后给予奥卡西平0.3 g bid、左乙拉西坦0.5 g bid治疗。既往有高血压病10年,口服氯沙坦钾1片 qd,有白内障手术史。家族史:患者父亲、兄长、妹妹及儿子有类似"手抖"表现(图14-1),均在20余岁时出现。

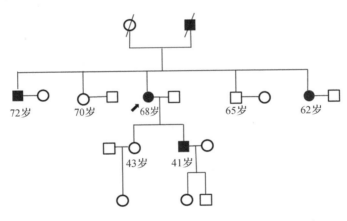

■患病男　●患病女　□正常男　○正常女　↗先证者　╱已故者

图14-1　患者家族史(根据患者描述绘制,并未进行基因检测)

二、辅助检查

入院完善检查,血常规、肝肾功能、凝血全套、同型半胱氨酸、叶酸、维生素 B_{12}、肿瘤全套、铜蓝蛋白、红细胞沉降率、抗核抗体谱未见明显异常。血清奥卡西平及代谢物浓度12.83 μg/mL。头颅MRI平扫+增强+CE-MRA未见异常。常规脑电图(2021-08-27)示右半球有较多尖波、尖慢波、棘慢波及多棘慢波出现,额叶明显(图14-2)。

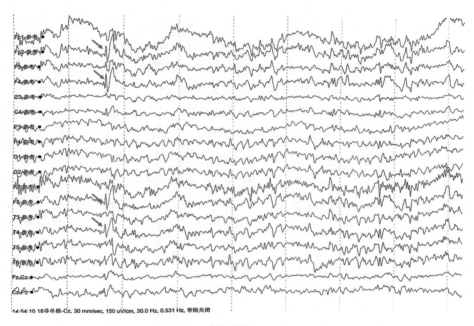

图 14-2　患者常规脑电图

　　四肢运动感觉神经传导速度及肌电图未见明显异常。肌电图震颤分析见双上肢静止时,上肢震颤频率为 7.7 Hz,伴谐波现象,屈肌伸肌同步收缩(图 14-3B);双上肢姿势时,上肢震颤频率为 8.7 Hz,伴谐波现象,屈肌伸肌同步收缩(图 14-3A);双下肢静止时,下肢震颤频率为 7.7 Hz,伴谐波现象,屈肌伸肌同步收缩(图 14-3C)。体感诱发电位监测见波幅巨大的体感诱发电位(somatosensory evoked potential,SEP),N20 及 P25 成分波幅均增高(图 14-4)。

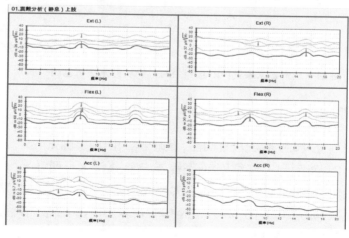

A

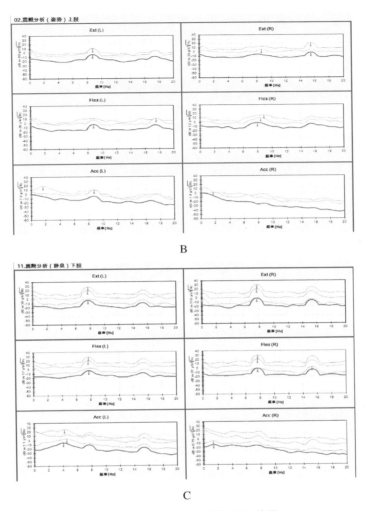

图 14-3 患者肌电图震颤分析结果

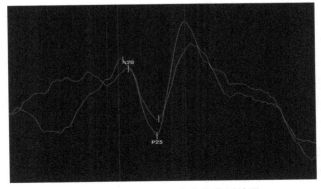

图 14-4 患者体感诱发电位监测结果

完善基因检测结果：通过 PCR 扩增结合微流控毛细管电泳技术，本例患者 *SAMD12* 基因变异位点检测到 TTTCA 重复插入，TTTCA 重复次数 > 82 次，具体重复次数尚不明确，对应位点的 TTTTA 重复次数 > 100 次，提示患者在 *SAMD12* 基因处存在家族性皮质肌阵挛震颤癫痫 1 型的致病变异结构（TTTTA）exp（TTTCA）exp 的 TTTCA 多核苷酸重复插入（图 14-5）。

TTTCA毛细管电泳检测结果

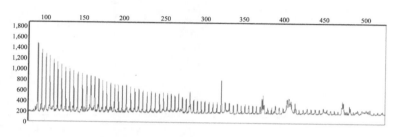

TTTTA毛细管电泳检测结果

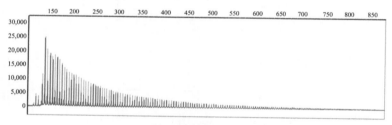

图 14-5　患者基因检测结果

三、诊断与鉴别诊断

患者老年女性，青年起病，缓慢进展性病程，有高血压病史、家族性震颤病史，以双上肢肢体震颤起病，逐渐进展累及四肢，伴肌阵挛。震颤和肌阵挛于坐立位明显，平躺消失，中年后多次全身强直-阵挛样癫痫性发作。查体见双下肢肌力 4 级，双下肢震颤，伴肌阵挛，坐立位明显。结合脑电图棘波、棘慢波、多棘慢波等痫样放电表现，震颤分析见四肢存在频率为 7.7 Hz 的震颤、巨大 SEP，基因检测发现 *SAMD12* 基因处存在家族性皮质肌阵挛震颤癫痫 1 型的致病变异结构（TTTTA）exp（TTTCA）exp 的 TTTCA 多核苷酸重复插入，最终诊断为家族性皮质肌阵挛震颤伴癫痫。

鉴别诊断主要包括特发性震颤、青少年肌阵挛性癫痫和进行性肌阵挛癫痫。特发性震颤主要表现为手、头部及身体其他部位的姿势性和运动性震颤，震颤在注意力集中、精神紧张、疲劳、饥饿时加重，其特征性表现为多数病例在饮酒后震颤可暂时消失，次日加重，此特征与家族性皮质肌阵挛震颤伴癫痫不符。青少年肌阵挛性癫痫是一种特发性全身性癫痫综合征，多于儿童和青春期起病，以肌阵挛发作为突出表现，一般无意识障碍，抗癫痫治疗效果良好，停药易复发。但家族性皮质肌阵挛震颤伴癫痫主要以强直-阵挛发作为主要形式，发作频率偏低。进行性肌阵挛癫痫可表现为频繁的肌阵挛发作，伴有全身强直-阵挛发作，脑电图呈现为背景活动异常基础上的双侧性棘慢波或者多棘慢波综合，临床总体预后差。该病的癫痫发作类型及预后均与家族性皮质肌阵挛震颤伴癫痫不符合。

四、治疗

家族性皮质肌阵挛震颤伴癫痫尚无有效的治疗方法。抗癫痫治疗可减轻震颤，文献报道氯硝西泮、丙戊酸和左乙拉西坦有效，卡马西平可能对部分患者有效，加巴喷丁会加重部分患者症状。β受体阻滞剂治疗对患者震颤无效。

讨　论

家族性皮质肌阵挛震颤伴癫痫是一种常染色体显性遗传疾病，其特征是成人渐进性发作的皮质肌阵挛震颤和癫痫发作，对抗癫痫药物有部分反应。由于临床症状的异质性，该疾病有多种名称，如良性成人家族性肌阵挛性癫痫（benign adult familial myoclonic epilepsy，BAFME）、家族性成人肌阵挛性癫痫（familial adult myoclonic epliepsy，FAME）和家族性皮质震颤伴癫痫（familial cortical tremor with epilepsy，FCTE）。本病在世界范围内均有报道，但尚未被国际抗癫痫联盟列入癫痫综合征分类。日本最先报道本病，命名为 FEME（familial essential myoclonus and epilepsy）；荷兰学者回顾报道了该病家系的临床和电生理特点，统一命名为 FCMTE。该病的发病机制和致病基因仍在探索当中。随着研究的深入，该病在欧洲、东南亚、非洲等多个地区先后被报道。

目前对于家族性皮质肌阵挛震颤伴癫痫的流行病学研究证据较少，日本学者报道其患病率为 1/35 000，为相对高发区，中国本土报道数十例家系。该病的发病机制目前尚不清楚,可能是小脑-丘脑-皮质环路异常、离子通道基因突变或激发性小脑改变代偿所致。研究发现本病患者存在基因突变,如 *SAMD12*(第 8 号染色体)、*TNRC6A*(第 16 号染色体)、*RAPGEF2*(第 4 号染色体)、*STARD7*(第 2 号染色体)和 *MARCH6*(第 5 号染色体)中扩增的内含子五核苷酸重复序列(**TTTCA** 和 **TTTTA**)被确定为几个中国、日本和欧洲家族中本病的潜在原因。研究认为,离子通道或受体通道基因突变与多种特发性全面性癫痫相关,通道蛋白结构和功能的改变可能参与疾病的发生发展。病理研究发现患者小脑浦肯野细胞脱失,功能核磁共振示意向性运动时小脑活动减弱,推测小脑浦肯野细胞丢失使小脑上脚通过小脑-丘脑-皮质环路到感觉运动皮质和丘脑的投射减少,皮质内抑制减少,感觉运动皮质的兴奋性增高,导致皮质肌阵挛和癫痫。确切的机制有待进一步研究证实。

本病发病年龄为 4~60 岁,多集中在 20~40 岁,核心症状为皮质震颤、肌阵挛、癫痫,常以皮质震颤和肌阵挛为首发症状(约 88%)。皮质震颤为本病特征性表现,其本质为一种节律性皮质肌阵挛,表现为手指或肢端节律性颤动,运动或维持姿势时可诱发或加重,静息时也可出现,睡眠时消失,主要累及四肢远端,双上肢显著。多数患者伴有不同程度的肌阵挛,主要见于双上肢,头面部可受累,很少累及躯干。多数症状较轻,也有频发全身肌阵挛和负性肌阵挛的报道。

癫痫常在震颤和肌阵挛出现后 1~30 年内发生,多集中在前 1~5 年。癫痫发作与情绪激动、睡眠剥夺有关,癫痫的发生率家系间差异很大(5%~88%),平均为 57%。全面强直阵挛为主要的癫痫发作形式,无失神发作。发作前可有震颤和肌阵挛的加重,或由肌阵挛继发全面强直阵挛,光刺激可诱发。多数患者一生中仅发生 1~4 次,少数出现频繁发作及癫痫持续状态。部分性癫痫患者震颤和肌阵挛症状更为严重,病情进展快,更易出现认知损害。部分患者会合并偏头痛、锥体外系症状、精神情感障碍、精神发育迟滞、先天性夜盲、婴幼儿期热性惊厥史。本例患者以双手震颤起病,逐渐加重,累及双上肢、双下肢,后出现肌阵挛及癫痫发作,符合家族性皮质肌阵挛震颤伴癫痫的临床表现。

本病影像学表现多正常,头颅 CT、MRI 通常无特殊异常表现。发作间期患者脑电图可以正常,也可有散在慢波,异常表现主要为散在痫样放电。局灶性放电也较常见,多见于额叶、顶叶、颞叶。光阵发反应也较常见,光肌源性反应也有报道。患者肌电图震颤分析可表现为主动肌和拮抗肌同步或非同步放电,频率 8～16 Hz,爆发时程 10～50 ms。同步脑电记录一般记录不到震颤相关的皮质电位,但抽动锁定逆平均技术可在运动前 20～40 ms 在对侧皮质中央区记录到正负双相电位,说明震颤来源于皮质。患者电生理可见巨大的体感诱发电位,P25-N33 复合电位波幅增大。静息状态下呈现增强的 C 反射。经颅磁刺激结果示运动阈值下降、静息期缩短、皮质内抑制减弱,均表明皮质兴奋性增高,皮质内抑制减弱。本例患者发作间期脑电图提示半球见较多尖波、尖慢波、棘慢波及多棘慢波出现,以额叶明显,加上有巨大 SEP 电位,以及较为经典的震颤特征表现,为进一步诊断提供了依据。

家族性皮质肌阵挛震颤伴癫痫是一种常染色体显性遗传疾病,基因的检测对该病的诊断有重要的临床价值。随着研究的深入,目前发现数十个相关基因,其中 *SAMD12* 基因五核苷酸序列(TTTCA 和 TTTTA)重复扩张被认为是我国该疾病的潜在病因,本例患者基因检测发现 *SAMD12* 基因(TTTCA 和 TTTTA)重复次数分别大于 80 次和 100 次,尽管目前对重复序列发生的病理机制不详,但其为临床诊断该疾病提供了很好的证据。

总　结

家族性皮质肌阵挛震颤伴癫痫是一种临床罕见的常染色体显性遗传疾病,起病隐匿,临床表现有一定的异质性。临床诊治过程中应详细采集病史,分析临床特征,争取做到早期诊断,从而使患者生活质量得到一定的改善。

(汪东兴　庄圣　戴永萍　曹勇军)

【参考文献】

[1] 高瑜,王玉平. 家族性皮质肌阵挛性震颤伴癫痫的研究进展[J]. 中华神经科杂志,2015,48(12):1108-1110.

[2] CEN Z D, XIE F, XIAO J F, et al. Rational search for genes in familial cortical myoclonic tremor with epilepsy, clues from recent advances[J]. Seizure, 2016, 34: 83-89.

[3] VAN DEN ENDE T, SHARIFI S, VAN DER SALM S M A, et al. Familial cortical myoclonic tremor and epilepsy, an enigmatic disorder: from phenotypes to pathophysiology and

genetics. A systematic review［J］. Tremor Other Hyperkinet Mov（N Y）, 2018, 8: 503.

［4］VAN ROOTSELAAR A F, VAN SCHAIK I N, VAN DEN MAAGDENBERG A M, et al. Familial cortical myoclonic tremor with epilepsy: a single syndromic classification for a group of pedigrees bearing common features［J］. Mov Disord, 2005, 20(6): 665 – 673.

［5］ISHIURA H, DOI K, MITSUI J, et al. Expansions of intronic TTTCA and TTTTA repeats in benign adult familial myoclonic epilepsy［J］. Nat Genet, 2018, 50(4): 581 – 590.

［6］CEN Z D, JIANG Z W, CHEN Y, et al. Intronic pentanucleotide TTTCA repeat insertion in the *SAMD12* gene causes familial cortical myoclonic tremor with epilepsy type 1 ［J］. Brain, 2018, 141(8): 2280 – 2288.

［7］LEI X X, LIU Q, LU Q, et al. TTTCA repeat expansion causes familial cortical myoclonic tremor with epilepsy［J］. Eur J Neurol, 2019, 26(3): 513 – 518.

［8］ZENG S, ZHANG M Y, WANG X J, et al. Long-read sequencing identified intronic repeat expansions in *SAMD12* from Chinese pedigrees affected with familial cortical myoclonic tremor with epilepsy［J］. J Med Genet, 2019, 56(4): 265 – 270.

［9］刘彩霞, 孙维, 孙凯, 等. 8 例家族性皮质肌阵挛震颤性癫痫临床特点分析［J］. 中风与神经疾病杂志, 2016, 33(1): 32 – 34.

［10］徐菲, 王晨, 陈英, 等. 家族性皮质肌阵挛性癫痫七家系的临床特征分析 ［J］. 中华神经医学杂志, 2021, 20(10): 996 – 1002.

［11］胡萌萌, 袁娜, 王晓丽, 等. 伴失对焦敏感的家族性皮质肌阵挛震颤癫痫的临床和电生理研究［J］. 中华神经科杂志, 2021, 54(12): 1249 – 1255.

［12］ZHOU Y X, SOOD R, WANG Q, et al. Clinical and genomic analysis of a large Chinese family with familial cortical myoclonic tremor with epilepsy and *SAMD12* intronic repeat expansion［J］. Epilepsia Open, 2021, 6(1): 102 – 111.

病例十五

茎突综合征相关颈动脉夹层所致脑梗死

茎突综合征（styloid process syndrome，SPS）是指由于茎突形态、长度、方位异常和（或）茎突舌骨韧带骨化而引起的一系列症状，也称为茎突过长综合征（elongated styloid process syndrome），最早由 Watt Eagle 在 1937 年阐述，故又称 Eagle 综合征。本综合征临床表现多样，极易被误诊为慢性咽喉炎、颈椎病、慢性扁桃体炎、舌咽神经痛、颞下颌关节紊乱等疾病，尤其是合并颈动脉夹层时，茎突过长损伤颈动脉易被忽略。现报道一例我科收治的茎突综合征相关颈动脉夹层所致脑梗死患者，以期提高神经内科和影像科医生对本病的认识。

临床资料

一、一般资料

患者男性，65 岁，因"4 天内发作性头晕伴右肢乏力 1 次"于 2016 年 11 月 13 日 14 时就诊于神经内科。患者 11 月 10 日 13 时左右无明显诱因出现头晕，头晕时无视物旋转，无恶心呕吐，伴右侧肢体乏力，右上肢不能持物，右下肢行走不稳，摔倒 1 次，未摔伤。患者诉发病时感觉右上肢不属于自己，此症状及头晕持续约 7 分钟。患者肢体乏力症状到 19 时较前好转，后遗留有口齿欠清及行走不稳，未予特殊处理。现患者为进一步治疗，来我院急诊，头颅 CT 示右侧海马区、左侧基底节区及左侧脑室旁腔梗灶。为进一步治疗，神经内科急诊拟以"脑梗死"收住卒中单元。患者自发病以来，无饮水呛咳，无头痛，睡眠可,二便正常。既往高血压病史 7 年余,平素服用缬沙坦降压治疗,自诉血压控制尚可。乙肝病史 10 年余。患者在外务工,需要长期肩扛重物。否认吸烟饮酒等不良生活嗜好。

入院查体:血压左上肢 114/68 mmHg,右上肢 122/74 mmHg,神志清楚,精神尚可,双侧瞳孔等大等圆,直径 2.5 mm,对光反射灵敏,眼球各方向运动正常,未及眼震,右侧鼻唇沟稍浅,伸舌偏左,左侧肢体肌力 5⁻级,右侧肢体肌力 5⁻级,肌张力正常。颈软,双侧深浅感觉及腱反射对称存在,双侧巴宾斯基征未引出。心肺听诊未见明显异常。NIHSS 评分 1 分。

二、辅助检查

入院完善检查,血常规、输血前全套、甲功全套、男性肿瘤指标等未见明显异常。

患者入院时行头颅 CT 示右侧海马区、左侧基底节区及左侧脑室旁腔梗灶(图 15-1)。入院第 2 天行头颅 MRI + 头颈部 CE-MRA,MRI 可见左侧额颞顶叶、基底节区及放射冠区多发新发性脑梗死灶;头颈部 CE-MRA 见左侧颈内动脉除起始部外均显示不清,左大脑后动脉 P3 段局部狭窄(图 15-2)。入院第 4 天进行 DSA 检查,结果显示左侧颈内动脉 C1 段呈鼠尾征和火焰征改变,造影剂滞留时间较长,左侧大脑中动脉未见明显显示,余动脉系统未见明显异常,毛细血管期和静脉期未见特殊异常(图 15-3)。入院第 6 天时查头颅 CT 见左侧基底节区新发梗死灶,多发腔隙性脑梗死(图 15-4)。2 天后查头颅 MRI 提示左侧大脑半球多发新发梗死,其中左侧基底节区梗死灶伴少许出血,脑多发缺血灶(图 15-5)。患者于出院后 3 个月复查头颈 CTA,结果显示左侧颈内动脉节段性狭窄(图 15-6A 中白箭头所示);三维重建显示双侧茎突细长(左 5.3 cm,右 4.7 cm),左侧更毗邻左侧颈内动脉(图 15-6B、C、F 中红箭头所示),右侧茎突离右侧颈内动脉相对较远(图 15-6B、C、D、F 中红箭头所示);轴位 CT 显示左侧颈内动脉双腔样夹层改变(图 15-6F 中黄箭头所示)并毗邻细长的左侧茎突(图 15-6E、F 中红箭头所示)。出院后 5 个月时复查头颅 MRI + 头颈部 CE-MRA 可见多发性脑梗死伴软化灶形成,左侧颈内动脉 C1—5 段节段性狭窄,夹层起始段与左侧茎突压迫部位一致(图 15-7)。

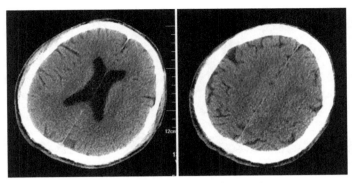

图 15-1　头颅 CT（入院时,11-13）

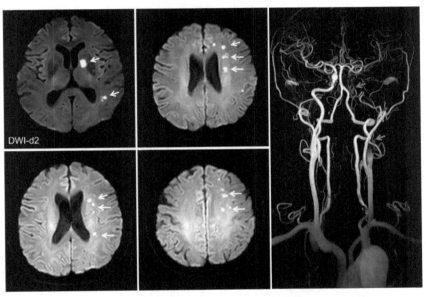

图 15-2　头颅 MRI + 头颈部 CE-MRA（入院第 2 天,11-14）

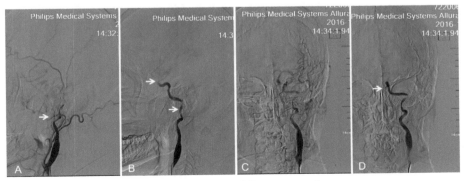

图 15-3　DSA（入院第 4 天,11-16）

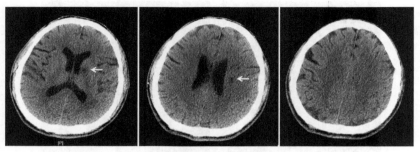

图 15-4　头颅 CT（入院第 6 天,11-18）

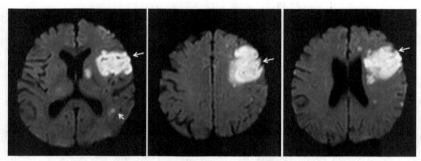

图 15-5　头颅 MRI（入院第 8 天,11-20）

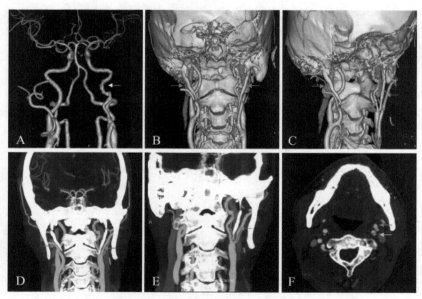

图 15-6　头颈 CTA（出院 3 个月复查）

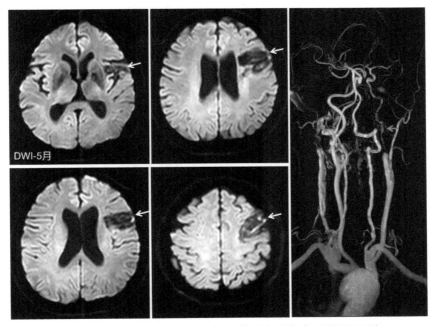

图 15-7　头颅 MRI + CE-MRA（出院 5 个月复查,2017-04-11）

三、诊断与鉴别诊断

定性诊断:结合症状、体征、头颅 MRI 及 CT 结果,定性诊断缺血性脑血管病、脑梗死明确。

定位诊断:左侧颈内动脉供血区。

病因诊断:DSA 提示左侧颈内动脉 C1 段呈鼠尾征和火焰征,造影剂滞留时间较长,CTA 提示双腔征,故病因诊断为左侧颈动脉夹层所致血栓形成。

发病机制:动脉到动脉栓塞;低灌注。

患者 CTA-3D 重建及轴位图像可见双侧茎突过长,且左侧茎突更毗邻左侧颈动脉,结合长期肩扛重物等职业史导致左侧颈内动脉压迫、损伤,引起颈动脉夹层、脑梗死,最终诊断左侧茎突综合征明确。

鉴别诊断包括肌纤维发育不良、房颤相关脑栓塞、卵圆孔未闭、烟雾病等。

四、治疗

入院后急性期治疗方案为抗栓(氯吡格雷 75 mg qd),强化他汀(阿托伐他汀 40 mg qn),改善侧支循环(丁苯酞 0.2 g tid)。11 月 18 日患者右侧中枢性面舌瘫及肢体无力症状加重,考虑与低灌注或再发栓塞有关,予以阿加曲班抗凝及双联抗血小板(阿司匹林 100 mg qd + 氯吡格雷 75 mg qd)治疗后症状明显好转,精细动作稍笨拙。患者出院后予以双抗治疗 3 个月后改为阿司匹林长期治疗。

五、治疗结果、随访及转归

患者出院时神志清楚,右侧鼻唇沟浅,右侧肢体肌力 5⁻级,精细动作稍笨拙。NIHSS 评分 1 分,mRS 评分 1 分。出院 3 个月后 mRS 评分 1 分,无再发卒中。出院 5 个月时复查头颈部 CE-MRA 提示左颈内动脉夹层改变同前,左侧大脑中动脉显影。

讨　论

茎突是一个柱状的颅外骨性突起,起源于颞骨,位于乳突孔的前方,与咽部侧壁关系密切,位于颈内动脉和颈外动脉之间。茎突综合征是由过长的茎突或钙化的茎突舌骨韧带侵犯临近结构引起的一系列症状。茎突过长定义为茎突长度超过 3 cm,但过长可见于约 4% 的人群,其中仅 4% ~ 10% 的人有症状。由此可见,过长的茎突并不是诊断茎突综合征的必要条件,因为茎突综合征也可能是由茎突向内侧或外侧偏移所致(正常成人的茎突自上而下向前、向内各偏斜 25°左右,若偏斜角度 >40°或 <20° 则视为异常)。

过长的茎突会影响它周围的结构并引起各种症状,根据茎突对神经或血管的压迫情况分为两种类型:经典型和茎突相关颈动脉或血管综合征,分别是脑神经和动脉被过长的茎突压迫或损伤所致。临床表现取决于茎突的长度、宽度和角度。症状可以从轻微的不适到严重的神经系统并发症,颈部脑神经受压可引起喉咙持续疼痛、耳痛、吞咽困难、颈椎旋转性疼痛、面部疼痛、眩晕、晕厥、头痛等,成为耳鼻喉科门诊常见病。茎突压迫血管可引起颈动脉受损或夹层,导致血流动力学性的缺血和动脉栓塞,进而引起短暂性脑缺血发作或脑梗死。茎突相关颈动脉或血管综合征是不太常见的类型,它与颈内动脉或颈外动脉的血管损害有关,在已发表的文献中仅有少数涉及颈动脉病理学和茎突综合征的病例,国内鲜有茎突综合征所致脑梗死的报告,尚未引起神经内科和影像科医生的重视。尽管夹层相关脑梗死的报道较多，但很多患者发生夹层的原因并不清楚，尤其是对于合并颈内动脉夹层的青年卒中患者，如果未及时确诊茎突综合征，夹层容易复发。

该患者的影像学结果支持左侧过长茎突所致的颈内动脉机械性损伤，最终导致左侧颈动脉夹层是本次脑梗死的根本原因，这也是青年卒中的重要原因。尽管患者是双侧茎突过长，但目前仅出现左侧颈内动脉夹层相关脑梗死，未来仍需警惕左侧复发或右侧颈动脉新发损伤。缺乏血管壁成像评估和病变组织病理学评估是本病例报告的局限性。

茎突综合征的诊断需要通过详细的病史询问、完善的神经系统检查和影像学检查来明确。X线对茎突分节及茎突舌骨韧带钙化显示欠佳，CT重建可以显示茎突形态以及其与周围组织的关系。三维重建CTA不仅可以直接显示颈动脉狭窄和夹层，而且还可以显示肩胛骨突和周围结构之间的毗邻关系。

茎突综合征的治疗包括保守治疗和手术干预。常见的保守治疗措施包括非甾体抗炎药的应用或类固醇激素局部注射，同时可结合红外线、超短波等理疗，对缓解局部症状亦有帮助。患者合并颈动脉夹层相关短暂性脑缺血或脑梗死时需要遵循指南予以规范抗栓治疗，并动态评估夹层修复情况。目前，茎突截短术仍为茎突综合征的主要治疗方法。口内和颈外入路都是可以选择的方式，后者能提供更好的视野暴露、更好的出血控制和更少的术后气道水肿，但会产生瘢痕并有面神经分支损伤的风险。因此，是否选择手术方式治疗应严格掌握适应证，对具有典型症状和体征、CT检查明确茎突异常，且迫切要求手术治疗的患者，可行茎突截短术，术前应将治疗效果存在不确定性的情况同患者及家属充分沟通。

总　结

茎突综合征的临床表现较为复杂，临床医生在诊疗中应加强对该病的认识，拓宽临床思路，认真做好鉴别诊断，减少误诊误治。此外，青年卒中的病因筛查也应予以重视，尤其是出现颈动脉夹层时需要明确是否存在茎突综合征。

（石际俊　王丽佳　时代　曹勇军）

【参考文献】

[1] FUSCO D J, ASTERAKI S, SPETZLER R F. Eagle's syndrome: embryology, anatomy, and clinical management[J]. Acta Neurochir (Wien), 2012,154(7):1119 - 1126.

[2] BRASSART N, DEFORCHE M, GOUTTE A, et al. A rare vascular complication of Eagle syndrome highlight by CTA with neck flexion[J]. Radiol Case Rep, 2020,15(8): 1408 - 1412.

[3] JELODAR S, GHADIRIAN H, KETABCHI M, et al. Bilateral ischemic stroke due to carotid artery compression by abnormally elongated styloid process at both sides: a case report[J]. J Stroke Cerebrovasc Dis, 2018,27(6):e89 - e91.

[4] PIAGKOU M, ANAGNOSTOPOULOU S, KOULADOUROS K, et al Eagle's syndrome: a review of the literature[J]. Clin Anat,2009,22(5):545 - 558.

[5] RAZAK A, SHORT J L, HUSSAIN S I. Carotid artery dissection due to elongated styloid process: a self-stabbing phenomenon[J]. J Neuroimaging, 2014,24(3):298 - 301.

[6] ELMAS F, SHRESTHA B L. Eagle's syndrome[J]. N Engl J Med, 2017,377 (13):e18.

[7] SONG J H, AHN S K, CHO C B. Elongated styloid process as a cause of transient ischemic attacks[J]. JAMA Neurol,2013,70(8):1072 - 1073.

[8] RASER J M, MULLEN M T, KASNER S E, et al. Cervical carotid artery dissection is associated with styloid process length[J]. Neurology, 2011,77(23):2061 - 2066.

[9] MICHELI S, PACIARONI M, COREA F, et al. Cervical artery dissection: emerging risk factors[J]. Open Neurol J, 2010,4:50 - 55.

[10] TOWNEND B S, TRAVES L, CRIMMINS D. Bilateral spontaneous carotid artery dissection[J]. J Clin Neurosci, 2005,12(5):592 - 594.

[11] AMORIM J M, PEREIRA D, RODRIGUES M G, et al. Anatomical characteristics of the styloid process in internal carotid artery dissection: case-control study[J]. Int J Stroke, 2018,13(4):400 - 405.

[12] SUBEDI R, DEAN R, BARONOS S, et al. Carotid artery dissection: a rare complication of Eagle syndrome[J]. BMJ Case Rep,2017,2017.

[13] BALDINO G, DI GIROLAMO C, DE BLASIS G, et al. Eagle syndrome and internal carotid artery dissection: description of five cases treated in two Italian institutions and review of the literature[J]. Ann Vasc Surg, 2020,67:565.

[14] SMOOT T W, TAHA A, TARLOV N, et al. Eagle syndrome: a case report of

stylocarotid syndrome with internal carotid artery dissection[J]. Interv Neuroradiol, 2017, 23 (4):433 − 436.

[15] YOKOYA S, TAKEZAWA H, OKA H, et al. Recurrence of internal carotid artery dissection associated with elongated styloid process: a case report[J]. Surg Neurol Int, 2021, 12:473.

[16] BADHEY A, JATEGAONKAR A, ANGLIN KOVACS A J, et al. Eagle syndrome: a comprehensive review[J]. Clin Neurol Neurosurg, 2017, 159:34 − 38.

[17] PAPADIOCHOS I, PAPADIOCHOU S, SARIVALASIS E S, et al. Treatment of Eagle syndrome with transcervical approach secondary to a failed intraoral attempt: surgical technique and literature review[J]. J Stomatol Oral Maxillofac Surg, 2017, 118 (6):353 − 358.

病例十六

以后循环缺血为临床表现的颈动脉夹层

颈动脉夹层(carotid artery dissection,CAD)是中青年缺血性卒中的常见病因。有2% ~2.5%的缺血性卒中由 CAD 引起,而在中青年卒中患者中,高达25%的患者的病因为 CAD。相关研究表明,亚甲基四氢叶酸还原酶(5,10-methylenetetrahydrofolate reductase,MTHFR)基因突变引起的高同型半胱氨酸血症(hyperhomocysteinemia,HHcy)是颈动脉夹层的危险因素。永存三叉动脉(persistent trigeminal artery,PTA)是颈内动脉系统和基底动脉之间的胚胎性吻合,在正常胚期发育过程中,颈内动脉和基底动脉之间的吻合会退化。现报道一例因 PTA 的存在而以后循环缺血为临床表现的 CAD,其病因考虑为 *MTHFR* 基因突变引起的 HHcy。

临床资料

一、一般资料

患者男性,51 岁,因"突发言语不能伴四肢乏力14 小时余"于 2017 年 11月 6 日就诊于神经内科。患者于 14 个小时多前下班时突发言语含糊,可理解他人言语,伴四肢乏力,可搀扶行走。发病 10 分钟后患者言语障碍加重,仅能点头摇头示意,不能言语,四肢乏力加重,无自主活动。至外院就诊,查头颅CT 未见出血。发病 4 小时 40 分钟后患者转至我院急诊。既往史:否认高血压、糖尿病、心脏病病史,否认吸烟饮酒史,否认脑卒中家族史。入院查体:神志清楚,运动性失语,双眼眼球运动不能,伸舌不能,四肢受到疼痛刺激后可见自主活动,双侧病理征未引出。

二、辅助检查

入院完善检查,血常规、尿常规、粪常规、肝肾功能、凝血功能、肿瘤标志物、甲状腺功能正常,输血前检查未见异常。低密度脂蛋白 3.22 mmol/L,血糖 6.01 mmol/L,同型半胱氨酸 70.6 μmol/L,维生素 B_{12} 236.64 pg/mL。6 月 11 日急诊 CTA 未见出血和缺血改变,左侧颈内动脉起始端狭窄-闭塞,双侧椎动脉纤细,显影不清。同日行 DSA 示:左侧颈内动脉起始端闭塞(火焰征),前交通开放,左侧大脑中动脉由右侧代偿,右侧永存三叉动脉(图 16-1A—C)。住院第 3 天行头颅 MRI + CE-MRA 示:左侧额顶颞枕叶新发梗死(图 16-1D);左侧颈内动脉重新显影,伴有长节段狭窄(图 16-1E);左侧颈内动脉狭窄,疑似有双腔征(图 16-1F)。住院第 5 天行头颅高分辨率(high resolution,HR)MRA 示:左侧颈内动脉起始端夹层形成(图 16-1G)。完善基因检测结果:Hcy 代谢的关键酶之一——MTHFR 基因发生纯合突变,使核苷酸 665 位点的 C 被 T 取代。

三、诊断与鉴别诊断

患者中老年男性,急性起病,根据患者眼球活动障碍、肢体活动障碍,病变定位于后循环。同时,患者有运动性失语症,根据头部 MRI,明确定位于左侧优势半球皮层。结合相关影像学检查,"脑梗死、左侧颈内动脉起始段夹层"诊断明确。DSA 提示前交通动脉开放,右侧颈内动脉系统通过前交通动脉向左侧大脑中动脉供血;同时,右侧颈内动脉系统通过右侧 PTA 向后循环供血。因此,考虑左侧颈内动脉夹层急性闭塞,右侧颈内动脉未完全代偿,引起后循环缺血和左侧皮质梗死症状。

四、治疗

入院后予以阿司匹林 100 mg、氯吡格雷 75 mg 和阿托伐他汀 40 mg 口服治疗,同时予阿加曲班抗凝、尤瑞克林改善侧支循环、叶酸及甲钴胺片口服降 HHcy 等治疗。发病 7 天后启动华法林抗凝,出院后继续抗凝治疗。3 个月后,停用华法林,予以阿司匹林抗血小板聚集。

五、治疗结果、随访及转归

治疗后患者症状迅速缓解,住院第 2 天,言语不能和肢体乏力明显好转,四肢肌力 4$^+$ 级;住院第 5 天,语言功能基本恢复正常,肌力进一步好转,四肢肌力5$^-$级;出院时基本完全正常,四肢肌力 5 级。随访至今患者无缺血或出血事件复发。治疗后复查 Hcy 水平为 17.9 μmol/L。50 天后复查头颈部 CE-MRA 显示左侧颈内动脉夹层 C1 段基本修复(图 16-1H)。

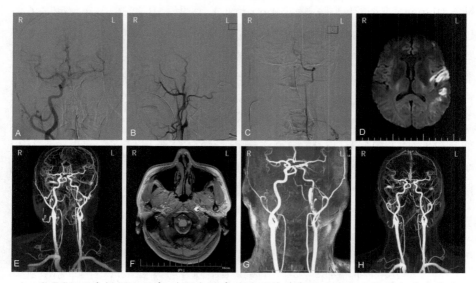

A—C:DSA 示左侧 ICA 闭塞,左侧大脑中动脉通过前交通动脉由右侧颈内动脉系统供血,后循环通过 PTA 由右侧颈内动脉系统部分供血。D:DWI 显示新发梗死。E:住院第 3 天 CE-MRA 显示左侧 ICA 重新显影,伴有长节段狭窄。F:T1 加权成像疑似双腔征。G:高分辨率 MRA 证实左侧 ICA 夹层。H:发病 50 天后复查 CE-MRA 显示左侧 ICA 夹层 C1 段基本修复。ICA:颈内动脉;PTA:永存三叉动脉。

图 16-1　患者影像学检查结果

讨　　论

　　本病例是一例以意识水平下降、眼球运动障碍、肢体功能障碍等后循环缺血为主要表现的左侧颈内动脉夹层患者,原因是其存在右侧 PTA 这一解剖变异。病因考虑为 *MTHFR* 基因突变引起的 HHcy。

　　CAD 的发病机制是多因素的,可能与遗传易感性和创伤史有关。1995年,Frosst 等表明,由于 *MTHFR* 基因发生 C677T 错义突变,造成编码的丙氨酸被缬氨酸取代,使酶的耐热性和活性显著降低,从而影响 Hcy 的甲基化,导致血浆 Hcy 水平升高。据报道,*MTHFR* 基因 CT 型酶活性为 CC 型的 65%,而 TT 型酶活性仅为 CC 型的 30%。研究显示 TT 型和症状性 CAD 相关,另一项荟萃分析也显示 HHcy 是 CAD 的独立相关因素,*MTHFR* C677T TT 型是 CAD 的独立相关因素。本例患者 *MTHFR* C665T 不是常见的突变位点,相对报道较少,也有文献记录 C665T 和 C677T 为同一个基因位点。HHcy 与动脉壁弹性成分异常有关,最终导致夹层的形成。本案例支持了先前研究的发现。

　　PTA 是颈内动脉与基底动脉之间的异常吻合,是一种罕见的大脑动脉变异。约 25% 的 PTA 可合并脑血管疾病,如动静脉畸形、颈动脉海绵窦瘘和烟雾病。尽管有 PTA 患者发生 CAD 的报道,但 PTA 与 CAD 之间的关系仍是未知的。如图 16-1F 所示,在横断面 T1 加权像上,壁内血肿呈月牙形的高信号影,围绕在受压的血管腔周围。CAD 的诊断是基于临床表现和影像学,T1 加权抑脂像对 CAD 的检测具有较高的敏感性和特异性,可以显示壁内血肿,被认为是诊断 CAD 的金标准。MRI 可以显示壁内血肿导致的血管外径的扩张,这也是提示 CAD 的诊断的一个征象。DSA、CTA、MRA 也可以显示 CAD 的征象,比如本例患者显示的火焰征。DSA 具有侵入性、成本高的特点,且无法显示壁内血肿及血管外径。HR-MRA 显示左侧 CAD 起始段精细的形态学特征,从而建立了特异性的诊断。使用 3.0 T 场强的 HR-MRA 可将急性 CAD 患者的壁间血肿与血栓清晰地区分开来,有助于进一步评估卒中风险。壁内血肿的信号强度随时间而变化。在第 1 天和第 2 天,血肿在 T1 和 T2 加权像中通常呈低信号。在第 2 天到第 5 天,随着高铁血红蛋白含量的增加,血肿变成高信号,特别是在 T1 加权像中,这些结果与本例患者发病后 3 天的 MRI 表现一致。

　　颈部动脉夹层研究(CADISS 研究)显示 CAD 患者在 1 年内的卒中复发的风险较低,抗血小板聚集或抗凝治疗的患者在卒中预防、血管残余狭窄和闭塞方面没有差异。Daou 等的研究进一步表明,两种治疗方法均可用于颅内、颅外颈动脉和椎动脉夹层,新发或复发性缺血和出血事件的发生率相似。有研究表明,CAD 在损伤后的早期开始修复,1 个月内 16% 的患者完全修复,3 个月内 50% 的患者完全修复,12 个月内 60% 的患者完全修复,部分病例甚至在 1 年后仍有修复可能。本病例与上述结果一致,患者预后良好,卒中复发风险低,这可能与 CAD 的自愈有关。

总　结

　　综上,我们报道了一个由于 PTA 的存在,CAD 导致后循环缺血的病例。该 CAD 可能是由 *MTHFR* 基因纯合突变导致的 HHcy 引起的。本报告扩展了 CAD 导致卒中的临床表现谱,以期提高神经内科医师对 CAD 的认识。

(郭志良　汪若君　尤寿江　曹勇军)

【参考文献】

[1] DEBETTE S, LEYS D. Cervical-artery dissections: predisposing factors, diagnosis, and outcome[J]. Lancet Neurol, 2009, 8(7): 668-678.

[2] ENGELTER S T, TRAENKA C, LYRER P. Dissection of cervical and cerebral arteries [J]. Curr Neurol Neurosci Rep, 2017, 17 (8): 59.

[3] PEZZINI A, DEL ZOTTO E, ARCHETTI S, et al. Plasma homocysteine concentration, C677T *MTHFR* genotype, and 844ins68bp CBS genotype in young adults with spontaneous cervical artery dissection and atherothrombotic stroke [J]. Stroke, 2002, 33(3): 664-669.

[4] FROSST P, BLOM H J, MILOS R, et al. A candidate genetic risk factor for vascular disease: a common mutation in methylenetetrahydrofolate reductase [J]. Nat Genet, 1995, 10 (1): 111-113.

[5] Luo H Z, LIU B, HU J, et al. Hyperhomocysteinemia and methylenetetrahydrofolate reductase polymorphism in cervical artery dissection: a meta-analysis[J]. Cerebrovasc Dis, 2014, 37(5): 313-322.

[6] ELUVATHINGAL MUTTIKKAL T J, VARGHESE S P, CHAVAN V N. Persistent trigeminal artery and associated vascular variations[J]. Australas Radiol, 2007, 51: B31-33.

[7] IANCU D, ANXIONNAT R, BRACARD S. Brainstem infarction in a patient with internal carotid dissection and persistent trigeminal artery: a case report [J]. BMC Med Imaging, 2010, 10:14.

[8] STOKER T B, EVANS N R, WARBURTON E A. Internal carotid artery dissection [J]. Br J Hosp Med (Lond), 2016, 77(12): 708-711.

[9] BACHMANN R, NASSENSTEIN I, KOOIJMAN H, et al. High-resolution

magnetic resonance imaging (MRI) at 3. 0 Tesla in the short-term follow-up of patients with proven cervical artery dissection[J]. Invest Radiol, 2007, 42(6), 460 –466.

[10] MARKUS H S, LEVI C, KING A, et al. Antiplatelet therapy vs anticoagulation therapy in cervical artery dissection: the cervical artery dissection in stroke study (CADISS) randomized clinical trial final results[J]. JAMA Neurol, 2019, 76(6): 657 –664.

[11] DAOU B, HAMMER C, MOUCHTOURIS N, et al. Anticoagulation vs antiplatelet treatment in patients with carotid and vertebral artery dissection: a study of 370 patients and literature review[J]. Neurosurgery, 2017, 80(3): 368 –379.

[12] NEDELTCHEV K, BICKEL S, ARNOLD M, et al. R2-recanalization of spontaneous carotid artery dissection[J]. Stroke, 2009, 40(2), 499 –504.

[13] BARACCHINI C, TONELLO S, MENEGHETTI G, et al. Neurosonographic monitoring of 105 spontaneous cervical artery dissections: a prospective study[J]. Neurology, 2010, 75(21), 1864 –1870.

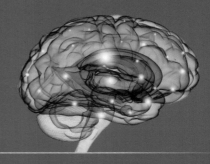

神经内科
疑难罕见病例精选

2021苏州大学附属第二医院神经内科病例

SHENJING NEIKE

YINAN HANJIAN BINGLI JINGXUAN

苏大出版天猫旗舰店

ISBN 978-7-5672-4059-9

9 787567 240599 >

定价：68.00元